T0198626

# Igelino und der Angsthase

Lisa Pongratz

# Igelino und der Angsthase

Angststörungen und Phobien
kindgerecht erklärt

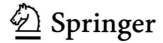 Springer

Lisa Pongratz
Sinabelkirchen, Österreich

ISBN 978-3-662-65987-8        ISBN 978-3-662-65988-5    (eBook)
https://doi.org/10.1007/978-3-662-65988-5

Die Deutsche Nationalbibliothek verzeichnet diese Publikation in der Deutschen Nationalbibliografie; detaillierte bibliografische Daten sind im Internet über http://dnb.d-nb.de abrufbar.

Illustrationen: Meggie Klimbacher

Einbandabbildung: Emkay Illustrations

Planung/Lektorat: Wiebke Wuerdemann

Springer ist ein Imprint der eingetragenen Gesellschaft Springer-Verlag GmbH, DE und ist ein Teil von Springer Nature.
Die Anschrift der Gesellschaft ist: Heidelberger Platz 3, 14197 Berlin, Germany

# Vorwort

Psychische Erkrankung bei Kindern – ein Gedanke, der für viele Menschen befremdlich, nahezu absurd, erscheint. Häufig wird die Vorstellung, dass Kinder bereits psychisch erkranken können, als erschreckend empfunden. Die Aufgabe von Psychologinnen, Psychiaterinnen und Therapeutinnen besteht darin, Angehörigen und Betroffenen die Angst durch Aufklärung zu mildern. Das Verstehen von psychischen Vorgängen kann nicht nur für Kinder selbst, sondern auch für Eltern, Großeltern und Geschwister eine Erleichterung sein.

Während meiner Tätigkeit als Schulpsychologin an Wiener Volksschulen war ich auf der Suche nach Arbeitsmaterial in Form von Bilderbüchern, um anhand derer mit Kindern und Angehörigen psychische Erkrankung altersgerecht besprechen zu können.

Da ich leider im Rahmen meiner Recherche nicht fündig wurde, beschloss ich, mich selbst am Geschichtenschreiben zu versuchen, wodurch Igelino und seine Freunde entstanden sind. Die Zusammenarbeit mit Meggie Klimbacher aka. Emkay Illustrations gestaltete sich von Beginn an als Bereicherung für dieses kreative Wissenschaftsprojekt.

Ich hoffe durch meine Bücher einen Beitrag zu mehr Aufklärung über psychische Erkrankungen im Kindesalter (aber auch darüber hinaus) zu leisten, Betroffenen und Angehörigen die Berührungsängste mit diesem Thema nehmen zu können und durch psychologische Tipps und professionelle Hilfestellungen eine Erleichterung der Situation für alle Beteiligten zu erreichen.

Die Bücher sollen Verständnis fördern – und vor allem: Freude bereiten.

Viel Vergnügen beim Lesen!

Aufgrund der leichteren Lesbarkeit werden das männliche und weibliche Geschlecht abwechselnd verwendet, wenn eine geschlechtsneutrale Formulierung nicht möglich ist. Es sind jedoch alle möglichen Formen der Geschlechtszugehörigkeit angesprochen.

November 2022                                                 Lisa Pongratz

# Inhaltsverzeichnis

**1 Psychische Störungen: Zahlen und Fakten**    1
1.1 Angst    2
1.2 Erklärungsmodell    2

**2 Tipps zum gemeinsamen Lesen**    5
2.1 Wenn eine Person im Umfeld Ihres Kindes betroffen ist    6
     2.1.1 Parallelen zur betroffenen Person ziehen    6
     2.1.2 Mögliche Nachfragen    6
2.2 Wenn Ihr Kind betroffen ist    8
     2.2.1 Parallelen zu Ihrem Kind ziehen    8
     2.2.2 Mögliche Nachfragen    8

**3 Igelino und der Angsthase**    11

**4 Was ist eine Angststörung?**    33
4.1 Generalisierte Angststörung    34
     4.1.1 Symptome nach der ICD-10    34
4.2 Ängstliche Symptome bei Kindern    36
     4.2.1 Deutliche Furcht und Angstreaktionen    36
     4.2.2 Körperliche Symptome    36
     4.2.3 Vermeidung/Sozialer Rückzug    37
     4.2.4 Kontrollverlust    38
     4.2.5 Innere Anspannung    38
     4.2.6 Konzentrationsprobleme    39

4.3    Angststörungen ............................................................ 39
    4.3.1    Soziale Phobie .................................................. 39
    4.3.2    Spezifische Phobie ........................................... 40
    4.3.3    Agoraphobie .................................................... 40
    4.3.4    Emotionale Störung des Kindesalters ............... 41
    4.3.5    Panikstörung/Panikattacken ............................. 41
4.4    Angst bei anderen psychischen Störungen ................... 42
    4.4.1    Traumatische Störungen .................................... 42
    4.4.2    Zwangsstörung ................................................. 42
    4.4.3    Psychose .......................................................... 43
    4.4.4    Persönlichkeitsstörungen .................................. 43

**5    Wie entsteht eine Angststörung?** ...................................... 45
5.1    Risikofaktoren .............................................................. 45
    5.1.1    Verzerrte Wahrnehmung/Informationsverarbeitung ... 45
    5.1.2    Niedriger sozioökonomischer Status ................ 46
    5.1.3    Elterliche Erziehung ......................................... 46
    5.1.4    Genetische Veranlagung .................................... 47
    5.1.5    Chronische Belastung/Erschreckende Ereignisse ... 47

**6    Wer kann helfen?** .......................................................... 49
6.1    Psychotherapie ............................................................. 49
    6.1.1    Psychotherapie in Deutschland ........................ 49
    6.1.2    Psychotherapie in Österreich ........................... 52
    6.1.3    Psychotherapie in der Schweiz ......................... 52
6.2    Klinische Psychologie in Österreich ........................... 53
6.3    Psychiatrie ................................................................... 54
6.4    Psychiatrische Behandlung bei Kindern mit Angststörungen ... 55

**7    Was können wir tun?** ...................................................... 57
7.1    Psychologische Tipps im Umgang mit Kindern mit Angst ... 57
    7.1.1    Suchen Sie professionelle Hilfe ....................... 57
    7.1.2    Widmen Sie Ihrem Kind Zeit ........................... 58
    7.1.3    Nehmen Sie Ihr Kind ernst ............................. 58
    7.1.4    Fürchten Sie sich nicht mit Ihrem Kind ........... 59
    7.1.5    Achten Sie auf eigene Ressourcen ................... 59
    7.1.6    Bleiben Sie wertschätzend ............................... 60
    7.1.7    Stärken Sie den Selbstwert Ihres Kindes ......... 61

7.2    Ressourcenübungen                                                    61
       7.2.1   Das Mut-Tagebuch                                             62
       7.2.2   Die Ermutigungsdusche                                       63
       7.2.3   Die Angst wegzaubern                                        64
       7.2.4   Das Rollenspiel                                             65
       7.2.5   Die Angst basteln/malen                                     66
       7.2.6   Die Fantasiereise                                           67
       7.2.7   Bauen Sie folgende Bausteine ein:                           67
       7.2.8   Das ABC des Positiven                                       68
       7.2.9   Rituale gegen Angst                                         69
       7.2.10  Progressive Muskelentspannung für Kinder                    70
       7.2.11  1-2-3-4-5-Atmung                                            71
       7.2.12  Wellenatmung                                                72
       7.2.13  Ballonatmung                                                73
       7.2.14  Die 5-4-3-2-1-Übung                                         74
       7.2.15  Die Schatzkiste                                             75
       7.2.16  Die Sonnenstrahlen                                          76
       7.2.17  Die Sprache der Selbstliebe                                 77
       7.2.18  Der Mut-Topf                                                78
       7.2.19  Die Baumübung                                               79

**Literatur**                                                              81

# Über die Autorin

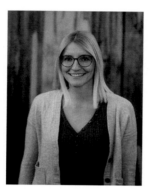

**Lisa Pongratz** wurde im wunderschönen Graz in Österreich geboren. Durch zahlreiche Auslandsaufenthalte in ihrer Jugend und im frühen Erwachsenenalter festigte sich zunehmend ihr Interesse an den psychischen Vorgängen hinter menschlichem Verhalten. Während ihres Psychologiestudiums an der Alpen-Adria-Universität Klagenfurt begann sie bereits die Arbeit mit psychiatrisch schwer kranken Erwachsenen im Rahmen einer Tätigkeit als Case Managerin. Sie absolvierte das psychotherapeutische Propädeutikum zeitgleich und begann nach Beendigung des Studiums die Ausbildung zur klinischen Psychologin in Wien. Im Rahmen der Ausbildung sammelte sie Erfahrungen im psychokardiologischen Bereich und absolvierte Praxiszeit im St. Anna Kinderspital, wo ihre Leidenschaft für die psychologische Arbeit mit Kindern und Jugendlichen geweckt wurde. Nach einer vielseitigen Tätigkeit als Schulpsychologin an 8 Wiener Volksschulen zog es die Steirerin zurück in die Heimat, wo sie seither als klinische Psychologin an der Abteilung für Kinder- und Jugendpsychiatrie- und psychotherapie tätig ist. Derzeit lehrt sie zusätzlich das Fach Entwicklungspsychologie an einer Fachhochschule und wird von ihrem Therapiebegleithund Ludwig zur gemeinsamen Arbeit mit psychisch kranken Kindern und Jugendlichen begleitet. Lisa Pongratz setzt sich insbesondere für die Psychoedukation von Kindern, Jugendlichen und deren Familien ein.

# 1

# Psychische Störungen: Zahlen und Fakten

Eine psychische Erkrankung ist in unserer Gesellschaft nichts Neues. Seit Jahrhunderten gibt es bereits Forschung zu seelischen Zuständen, Persönlichkeitsmerkmalen und dem neurobiologischen Einfluss auf das menschliche Verhalten und Empfinden. Als Antwort auf die zunehmenden psychiatrischen Störungen kam es zu der Entwicklung von neuen Berufsbildern. Um psychische Krankheitsbilder adäquat behandeln zu können entwickelten sich Psychotherapieschulen, die klinische Psychologie, Neuropsychologie, Sozialpsychiatrie und viele mehr.

In Österreich wurden im Jahr 2018 über 110.000 Menschen aufgrund von psychischen Verhaltensstörungen in einem Akutkrankenhaus stationär behandelt. Es zeigt sich nur ein geringer Unterschied zwischen Männern (51.972 Patienten) und Frauen (58.607 Patientinnen). Der Großteil der Patientinnen war im Alter zwischen 15 und 44 Jahren (Statistik Austria, 2018).

Die deutsche Bevölkerung ist ebenfalls stark von psychischer Erkrankung betroffen. 27,8 % der Deutschen erkranken jährlich an einer psychischen Störung, das sind 17,8 Mio. Menschen. Risikofaktoren sind hierbei besonders das Geschlecht, Alter und der sozioökonomische Status. Frauen tendieren eher zu affektiven Störungen (Depressionen, Angststörungen), wohingegen Männer häufig an Suchtstörungen wie beispielsweise Alkohol- oder Medikamentenmissbrauch leiden. Am häufigsten erkranken Menschen im jungen Erwachsenenalter an psychischen Störungen. Durch einen niedrigen Bildungsgrad, wenig ökonomische Ressourcen und soziale Zurückgezogenheit erhöht sich zusätzlich das Erkrankungsrisiko (DGPPN, 2018).

In der Schweiz wurden im Jahr 2017 ca. 6 % der Bevölkerung wegen psychischer Probleme behandelt. Es waren 4,4 % der Männer und 7,7 % der

© Der/die Autor(en), exklusiv lizenziert an Springer-Verlag GmbH, DE, ein Teil von Springer Nature 2023
L. Pongratz, *Igelino und der Angsthase*, https://doi.org/10.1007/978-3-662-65988-5_1

Frauen betroffen. 15 % der Schweizer gaben eine mittlere oder hohe psychische Belastung an. Am höchsten war die psychische Belastung bei den 45- bis 55-Jährigen (ASP, 2017).

## 1.1 Angst

Laut WHO (2020) leben ca. 25 % der europäischen Bevölkerung mit Angstzuständen oder Depressionen. Der subjektive Leidensdruck der Betroffenen und die wirtschaftliche Belastung durch Krankenstände, Fehlzeiten, Frühpensionen etc. sind enorme Auswirkungen dieser Entwicklung. 15 von 100 Menschen in Deutschland leiden durchschnittlich an einer Angststörung, was diese zu einer der häufigsten psychischen Erkrankungen macht (Stiftung Gesundheitswissen, 2022).

Kinder erkranken ebenfalls sehr häufig an Angststörungen. Jedes 10. Kind ist einmal während dem Kindes- und Jugendalter von massiver Angst betroffen. Mädchen erkranken bis zu 4-mal häufiger an Angststörungen als Buben.

Erwachsene und Kinder erleben in Angstzuständen häufig körperliche Symptome. Regelmäßige Übelkeit, Herzrasen, Kopfschmerzen, Zittern, Schwitzen, Bauchschmerzen, Durchfall oder Obstipation ohne ersichtlichen medizinischen Grund können ein Hinweis darauf sein, dass ein Mensch stark nervös oder ängstlich ist.

Häufig entwickeln Kinder und Jugendliche mit Angststörungen auch andere psychische Auffälligkeiten, weshalb es so wichtig ist, eine „normale" Angst von einer pathologischen Ausprägung zu unterscheiden (Klicpera et al., 2019).

## 1.2 Erklärungsmodell

Über die Ursache der zunehmenden psychischen Erkrankungen von Kindern und Jugendlichen gibt es unterschiedliche Theorien. In einer Gesellschaft, die Leistung als prioritäres Gut versteht, ist es für viele Kinder (und Erwachsene) nicht leicht, einen Platz zu finden oder zu genügen. Die Reaktion darauf kann Blockaden, Ängste, Ablehnung und sozialen Rückzug hervorrufen. Viele Kinder fühlen sich schulisch enorm unter Druck gesetzt und leiden in ihrem Selbstwert. Natürlich gibt es bei psychischen Störungen wie auch bei körperlichen Erkrankungen eine genetische Komponente. Das soziale Umfeld, der Erziehungsstil, kritische oder traumatische Ereignisse in der Entwicklung – all diese Faktoren beeinflussen die Psyche eines Kindes. In der klinischen Psychologie wird als Erklärungsansatz immer von einem biopsychosozialen Modell ausgegangen, d. h. dass sowohl körperliche, psychische als auch soziale Faktoren als ursächlich für die Entwicklung einer psychischen Krankheit angesehen werden.

# 2

# Tipps zum gemeinsamen Lesen

Die Idee, Kindern die Thematik von psychischen Erkrankungen durch eine Bildergeschichte näher zu bringen, hat vor allem den Hintergrund, schwierige Sachverhalte altersgerecht und anhand von Beispielen erklären zu können. Im folgenden Kapitel wird genau erklärt, wie die Geschichte gemeinsam gelesen werden soll, wie auf diverse Nachfragen reagiert werden kann und welche Beispiele genannt werden können, um dem Kind das Verstehen zu erleichtern.

Zum Start ist es wichtig, für geeignete Rahmenbedingungen zu sorgen. Nehmen Sie sich genügend Zeit, wählen Sie einen ungestörten Ort und eine entspannte Atmosphäre, um mit Ihrem Kind die Geschichte zu lesen. Erklären Sie Ihrem Kind, dass Sie heute eine ganz besondere Geschichte gemeinsam lesen werden. An dieser Stelle können Sie schon erwähnen, dass der Angsthase ein besonders Kind ist, das ähnliche Probleme, wie zum Beispiel ein Geschwisterkind, die Tante oder aber auch Ihr Kind selbst, hat. Geben Sie dem Kind die Möglichkeit, Igelino und seine Freunde kennenzulernen und zeigen Sie während dem Lesen die Parallelen zu Ihrem Kind oder zu der betroffenen Person im Umfeld des Kindes auf. Achten Sie auf die Reaktionen Ihres Kindes und machen Sie eine Lesepause, wenn Sie den Eindruck haben, dass Ihr Kind mit der Thematik überfordert ist.

L. Pongratz, *Igelino und der Angsthase*, https://doi.org/10.1007/978-3-662-65988-5_2

## 2.1 Wenn eine Person im Umfeld Ihres Kindes betroffen ist

### 2.1.1 Parallelen zur betroffenen Person ziehen

**Beispiel**

„Siehst du, der Angsthase findet den Wald sehr gefährlich. Er kann dadurch nicht entspannt mit Igelino und dem frechen Dachs spielen. Bei deiner Tante ist das auch so ähnlich. Weil sie Angst vor vielen Menschen auf einem Platz hat, geht sie mit uns nicht ins Kino."

„Der Angsthase denkt sich die schlimmsten Dinge aus, die Mama Hase oder seiner Hasenschwester passieren könnten. Dein Bruder hat auch ganz viele gruselige Dinge im Kopf, an die er sehr viel denkt."

„Oma hat in letzter Zeit auch nicht viel Lust, mit uns etwas zu unternehmen. Sie geht, wie der Angsthase, nicht so gerne vor die Türe, weil sie besorgt ist. "

„Schau mal, wie ängstlich der Angsthase ist. Deswegen mag er auch nicht mehr zur Schule gehen. Genau so fühlt sich deine Mitschülerin Sarah. Weil es ihr nicht gut geht, kann sie momentan nicht in die Schule kommen."

„Der Angsthase und Mama Hase bekommen Hilfe von der weisen Eule. Das ist bei Papa auch so. Nur ist das keine weise Eule, sondern eine Psychotherapeutin. Sie spricht mit ihm und hilft ihm dadurch, wieder positive Gedanken zu haben und sich entspannen zu können."

### 2.1.2 Mögliche Nachfragen

**„Aber warum geht es meiner Tante/Bruder/Oma/Sarah/Papa/ so?"**
Erklären Sie Ihrem Kind, dass es viele Gründe dafür geben kann, so ängstlich zu werden. Einerseits kann ein Kind verstehen, dass gewisse Wesenszüge angeboren sind und somit ein Kind ängstlicher ist als ein anderes. Andererseits können Sie beispielsweise Erlebnisse nennen, die bei Ihrem Kind oder Ihnen Angst hervorgerufen haben. Zusätzlich sollten Sie erwähnen, wie wichtig es ist, soziale und professionelle Unterstützung zu bekommen und dass Angst eine wichtige Funktion haben kann.

**Beispiel**

„Angst ist für uns Menschen nicht nur schlecht, sondern sie hat auch eine wichtige Funktion. Sie warnt uns vor Gefahren. Stell dir zum Beispiel vor, du hättest keine Angst vor einem wilden Tier wie zum Beispiel einer giftigen Schlange oder einem wilden Löwen. Angst ist nur dann nicht gut für uns, wenn sie zu groß wird. Dann können wir gemeinsam daran arbeiten, dass sie wieder kleiner wird und es dir wieder besser geht."

„Weißt du, wir Menschen sind alle unterschiedlich. Etwas, was für dich sehr gruselig ist, macht jemand anderem vielleicht weniger aus. Und dann gibt es vielleicht Dinge, die dich gar nicht stören, aber jemand anderen sehr ängstlich machen. Viele unserer Eigenschaften sind angeboren, wie auch unsere Haarfarbe, Augenfarbe und auch Körpergröße. Wir bekommen diese Eigenschaften von unseren Vorfahren, also Eltern, Großeltern oder sogar Urgroßeltern mit."

## „Kann es mir auch passieren, so ängstlich zu werden?"

Erklären Sie Ihrem Kind, dass jeder Mensch Ängste hat und dass das ganz normal ist. Besprechen Sie dennoch, dass es auch viele Betroffene gibt, bei denen die Angst zu einem Riesen wird. Stellen Sie jedoch klar, dass es bei weitem nicht jedem passiert und es Möglichkeiten gibt, sich davor zu schützen. Geben Sie Ihrem Kind ein Gefühl der Sicherheit, indem Sie die Ressourcen Ihres Kindes aufzählen.

**Beispiel**

„Angst ist wichtig und normal. Die haben wir alle hin und wieder. Sie ist nur dann sehr belastend, wenn sie zu einem Riesen wird. Auch das passiert vielen Menschen in ihrem Leben. Es muss aber natürlich nicht so sein und es gibt viele Möglichkeiten, sich davor zu schützen. Wir essen viel Obst, damit wir genug Vitamine im Körper haben, um nicht krank zu werden. So ähnlich ist es mit dem Angst-Haben auch. Viel Bewegung an der frischen Luft, eine gesunde Ernährung, eine liebevolle Familie und Spaß mit Freunden helfen dabei, entspannt zu sein und zu vertrauen, dass nichts Schlimmes passieren wird. All das hast du in deinem Leben. Und sollte doch einmal etwas Schlimmes passieren, dann gibt es Dinge und Menschen, die helfen. Im Buch hat der Angsthase nicht nur Igelino, den frechen Dachs und seine Hasenfamilie, die ihn unterstützen, sondern auch die weise Eule."

**„Was kann ich tun, um zu helfen?"**
Erklären Sie Ihrem Kind die Notwendigkeit, für die betroffene Person da zu sein und auch geduldig zu bleiben.

---

**Beispiel**

„Wichtig ist, dass du für Tante Anna da bist, wenn es ihr schlecht geht. Manchmal reicht schon ein „Ich bin für dich da" oder ein „Wir schaffen das gemeinsam", um einen Menschen zu beruhigen. Sei nicht beleidigt, wenn sie einmal nichts unternehmen möchte. Es braucht Zeit, mit dem Angstriesen umgehen zu lernen."

---

## 2.2   Wenn Ihr Kind betroffen ist

### 2.2.1   Parallelen zu Ihrem Kind ziehen

„Dem Angsthasen geht es im Wald wie dir in der Schule. Er macht sich starke Sorgen um seine Hasenfamilie. Das Gefühl kennst du, oder?"

„Genau wie der Angsthase hast du ganz viele Gedanken von schlimmen Dingen im Kopf, die passieren könnten. Wollen wir über diese Dinge sprechen?"

„Als Jürgen letztens angerufen hat, wolltest du nicht mit ihm rausgehen. Beim Angsthasen ist das auch so. Er fühlt sich zuhause wohler."

„Wenn der Angsthase Sorgen hat, zittert er manchmal ganz heftig. Das Gefühl kennst du auch, oder?"

„Schau mal, wie die weise Eule dem Angsthasen geholfen hat. Auch für dich gibt es eine weise Eule, die nennt man Psychotherapeutin. Sie wird mit dir sprechen, lustige Übungen mit dir machen und eine schöne Zeit mit dir verbringen. Dann wird es dir bald besser gehen."

### 2.2.2   Mögliche Nachfragen

**„Aber warum fühle ich mich so?"**
Erklären Sie Ihrem Kind, dass es unterschiedliche Gründe dafür geben kann. Einerseits sind manche Kinder sensibler und nehmen Dinge anders wahr. Stellen Sie die sensible Persönlichkeit auch als Stärke dar. Andererseits gibt es vielleicht ein belastendes Ereignis, das daran mitbeteiligt ist. Auch die Vererbbarkeit können Sie erwähnen.

---

**Beispiel**

„Dafür kann es viele Ursachen geben. Manche Menschen sind sensibler als andere und empfinden intensiver. Das heißt, du nimmst die Dinge stärker wahr. Da kann es auch sein, dass du schneller ängstlich bist als andere. Vielleicht liegt es aber auch daran, dass Papa und ich uns getrennt haben und du noch etwas Zeit brauchst, bis du dich daran gewöhnt hast. Tante Anna ist auch öfters ängstlich, aber gemeinsam konnten wir ihr helfen. Wir sind immer für dich da und unterstützen dich, damit es dir bald wieder besser geht."

---

### „Geht es auch anderen Menschen so wie mir?"

Klären Sie Ihr Kind über das häufige Auftreten von Angststörungen auf und setzen Sie den Fokus auf die Möglichkeiten, zu unterstützen.

---

**Beispiel**

„Ja, viele Kinder, Jugendliche und Erwachsene haben Ängste. Bei einigen wird die Angst auch sehr groß und sie benötigen Hilfe. Wichtig ist dann, dass sie Unterstützung bekommen. Das kann eine Familie sein, die sich um sie kümmert, oder ein schönes Hobby, das ihnen Freude bereitet. Aber auch eine Psychotherapeutin, so wie die weise Eule, kann helfen. Sie spricht dann wie in der Geschichte mit den Menschen und unterstützt sie dabei, wieder entspannen zu können und die Angst kleiner werden zu lassen."

---

### „Wann wird es mir wieder besser gehen?"

Erklären Sie Ihrem Kind, dass Sie ihm keinen konkreten Zeitraum nennen können. Versichern Sie ihm jedoch, dass alles wieder gut wird und Sie für es da sind.

---

**Beispiel**

„Das kann ich dir nicht genau sagen. Sicher ist aber, dass es dir wieder besser gehen wird. Gemeinsam werden wir das schaffen und wir sind immer für dich da."

# 3

# Igelino und der Angsthase

Liebe Erwachsene, liebe Kinder!

Ihr dürft bald Igelino kennenlernen – das wird bestimmt lustig. Igelino erlebt mit seinen Freunden die spannendsten Abenteuer. Meistens geht es um die „Psyche" der Waldtierkinder. Aber was bedeutet eigentlich „Psyche"? Wir alle haben eine Psyche und einen Körper. Ihr wisst schon, was ein Körper ist. Das sind unsere Arme, Beine, unser Kopf, unser Bauch, Rücken und Popo. Alles was wir an uns selbst anfassen können. Die Psyche ist etwas schwieriger zu erklären. Damit sind unsere Gedanken, unsere Handlungen und unsere Gefühle gemeint. Der Psyche kann es manchmal gut und manchmal schlecht gehen. Beides ist normal. Wenn es der Psyche aber hauptsächlich schlecht geht, ist es wichtig, darüber zu reden, damit sie sich wieder erholen und besser fühlen kann. Das ist ähnlich wie mit unserem Körper. Wenn der Körper krank ist, zum Beispiel Fieber hat, dann benötigt er Ruhe, liebevolle Pflege und vielleicht sogar ein Medikament, damit es besser wird. Es ist ganz wichtig, dass wir gut auf unseren Körper und unsere Psyche achten, beide sind ein Teil von uns.

So, nun kommen wir aber endlich zur Igelino-Geschichte. Wichtig ist, dass ihr es euch richtig bequem macht. Sucht euch einen ungestörten, gemütlichen Ort zum gemeinsamen Lesen. Wählt einen Zeitpunkt, an dem ihr nicht zu müde seid und genug Energie und Geduld für Igelino mitbringt. Hört gut auf euer Bauchgefühl und tut das, womit ihr euch wohlfühlt. Viel Spaß!

L. Pongratz, *Igelino und der Angsthase*, https://doi.org/10.1007/978-3-662-65988-5_3

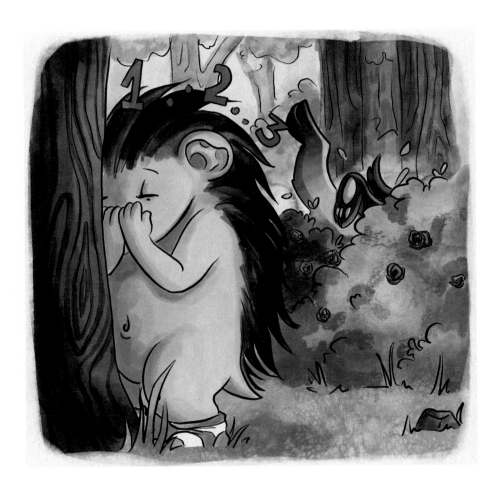

》 „Los, jetzt bist du dran dich zu verstecken", rief Igelino dem frechen Dachs zu. Sein bester Freund ließ sich das nicht 2-mal sagen und verschwand sofort im dichten Gebüsch des Waldes. Die beiden liebten es, gemeinsam im Frühling verstecken zu spielen, wenn die Pflanzen wieder zu treiben begannen und alles richtig schön grün wurde. Der kleine Igel zählte bis 20 und machte sich dann auf die Suche nach dem frechen Dachs.

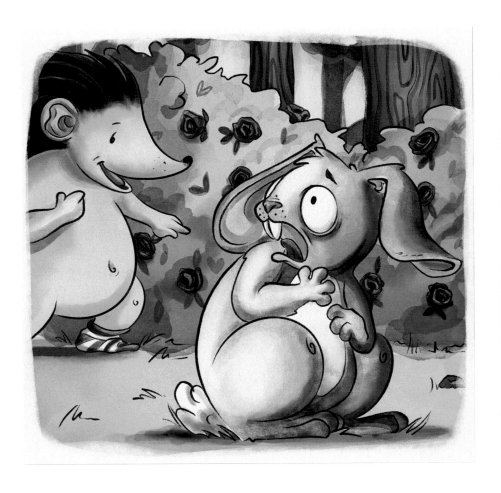

» Es dauerte nicht lange, da sah er eine Gestalt hinter einem Busch. „Hab dich", rief er erfreut und sprang hinter den Rosenbusch. Doch, da saß gar nicht der freche Dachs, sondern ein kleiner Hase. Dieser erschrak so sehr, dass er zitternd auf den Boden sank. „Oh, entschuldige bitte. Ich wollte dich nicht erschrecken. Es ist nur so, dass ich meinen Freund, den frechen Dachs suche", sagte der kleine Igel zu dem ängstlichen Hasen. „Willst du mir vielleicht suchen helfen?", fragte er ihn. Doch der kleine Hase schüttelte energisch den Kopf. „Ihr solltet hier nicht so allein herumlaufen. Es könnte euch etwas passieren. Der Wald ist gefährlich", antwortete der kleine Hase, immer noch mit zittriger Stimme und klopfendem Herzen. „Ich muss jetzt zurück zu meiner Mama, um zu sehen, ob es ihr gut geht", rief der kleine Hase und hoppelte in schnellem Tempo davon.

**Aktion 1: Wovor hat der Angsthase bloß Angst?**

Überlegen Sie gemeinsam mit Ihrem Kind, wovor der Angsthase sich so fürchten könnte. Besprechen Sie, wovor Ihr Kind oder Sie selbst Angst haben und reflektieren Sie, wie sich diese Ängste anfühlen. Wo spüren wir die Angst?

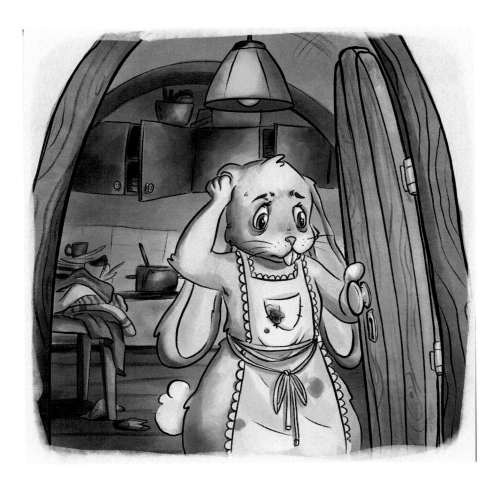

» „Komisch", dachte sich Igelino nur und machte sich weiter auf die Suche nach dem frechen Dachs. Dieser versteckte sich hinter einer großen Trauerweide, neben der sich der Eingang zu einem geräumigen Hasenbau befand. „Los, lass uns fragen, ob der ängstliche Hase mit uns spielen will", schlug Igelino vor. Sie klopften an der Tür und warteten. Mama Hase öffnete die Tür. Sie sah sehr müde und zerzaust aus. „Ja bitte?", fragte sie erschöpft.

**Aktion 2: Wie sieht Angst aus?**

Malen Sie gemeinsam mit Ihrem Kind das Gefühl „Angst". Falls es dabei Schwierigkeiten hat, stellen Sie Hilfsfragen:

„Welche Farbe hätte wohl das Gefühl ‚Angst' für dich?"

„Ist deine ‚Angst' ein Riese oder ein Zwerg"?

„Bunt oder eintönig?"

„Warm oder kalt?"

„Rund oder eckig?"

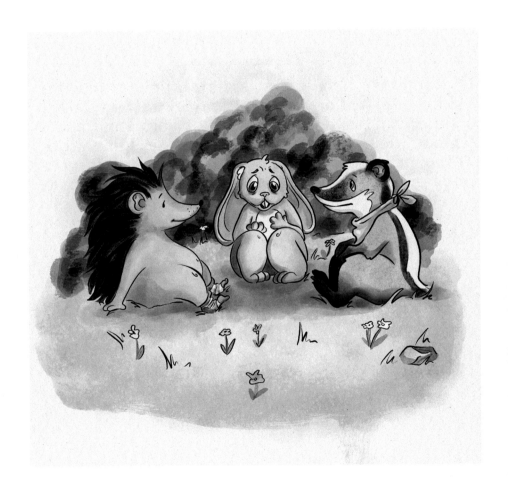

» Also fragten Igelino und der freche Dachs, ob der kleine Hase zum Spielen hinauskommen dürfe. Mama Hase rief nach ihm und er trat vorsichtig in die Tür. „Ich mache mir viel zu viele Sorgen", sagte der ängstliche Hase zu den beiden Tierkindern, als sie in den Garten gingen. „Dauernd habe ich Angst, dass meiner Mama oder meiner kleinen Schwester etwas zustoßen könnte. Da traue ich mich einfach nicht, von unserem Bau wegzugehen. Außerdem ist mir schon seit Tagen übel."

**Aktion 3: Wie reagiert unser Körper bei Angst?**

Besprechen Sie mit Ihrem Kind die möglichen körperlichen Symptome von Angst (Zittern, Übelkeit, Durchfall, Schwitzen, Herzrasen) und fragen Sie nach, welche Ihr Kind bereits selbst erfahren hat. Erklären Sie, dass der Körper und die Seele sehr stark miteinander verbunden sind und Emotionen wie Angst auch Schmerzen oder Körpergefühle auslösen können.

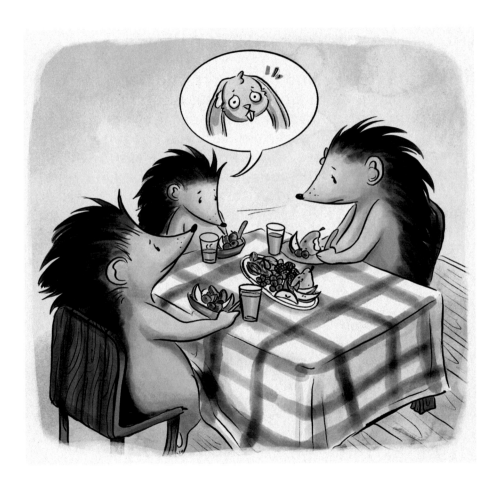

» „Wieso glaubst du denn das?", fragte der freche Dachs überrascht. „Ich weiß es nicht", sagte der Angsthase zitternd. „Ich kann an nichts Anderes mehr denken." Nachdenklich gingen Igelino und der freche Dachs zurück in den Wald. Sie verabschiedeten sich am Dachsbau und Igelino ging nach Hause, um mit seinen Eltern zu Abend zu essen. Am Esstisch erzählte er seinen Eltern von der eigenartigen Begegnung mit dem ängstlichen Hasen.

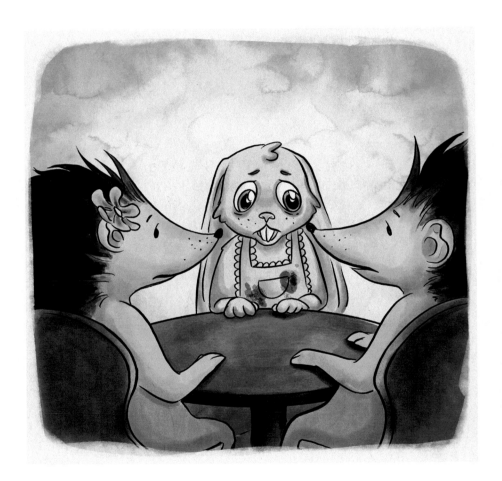

» „Weißt du, Igelino. Ich habe gehört, dass Mama Hase mit ihren beiden Hasenkindern alleine ist, weil Papa Hase weggegangen ist. Das muss sehr schwer für die Familie sein", sagte Mama Igel mitfühlend. „Vielleicht sollten wir gemeinsam zu dem Hasenbau gehen, um mit ihr zu sprechen. Es klingt nämlich so, als würde es dem kleinen Angsthasen gar nicht gut gehen." Gemeinsam machte sich die Igelfamilie am nächsten Tag auf den Weg zum Hasenbau. Die Igeleltern setzten sich mit Mama Hase zusammen und besprachen die Ängste des kleinen Hasen. „Sein Großvater hatte auch immer Angst und viele Sorgen, dass uns etwas zustoßen könnte", erzählte Mama Hase.

**Aktion 4: Besprechen Sie mit Ihrem Kind folgende Fragen:**

Gibt es jemanden in der Familie, der viele Sorgen oder Ängste hat?
Welche Familienmitglieder sind sich ähnlich, welche sehr unterschiedlich?
Erklären Sie anhand dieser Fragen den genetischen Einfluss von Persönlichkeitseigenschaften und Gefühlen.

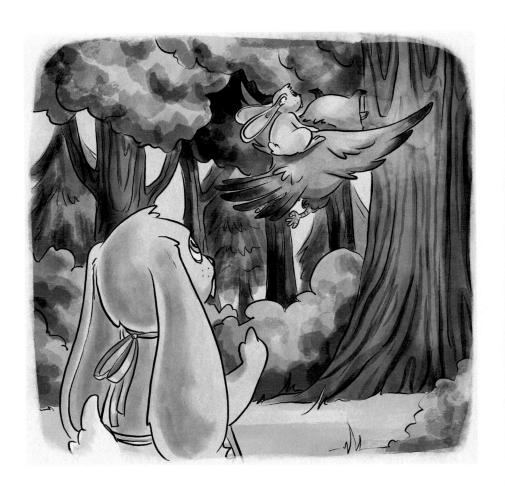

» „Wir kennen jemanden, der euch helfen kann",
versprach Papa Igel. „Tief im Wald gibt es eine
weise Eule, die sich mit solchen Problemen gut aus-
kennt. Am besten, ihr besucht sie gleich." Und so
kam es, dass sich Mama Hase und der kleine Angsthase gemeinsam auf den Weg zur weisen Eule
machten, die in einem großen, alten Baum wohnte.
Als sie dort angekommen waren, kam die weise
Eule von ihrem Nest herabgeflogen. „Wie kann ich
euch helfen?" fragte sie freundlich. „Ich habe dauernd große Sorgen. Dann schlägt mein Herz ganz
schnell, ich kann an nichts Anderes mehr denken
und auch nicht mehr gut einschlafen", klagte der
kleine Hase sein Leid. „Da kann ich dir bestimmt
helfen", sagte die weise Eule fröhlich und flog mit
dem kleinen Angsthasen in ihr Nest empor.

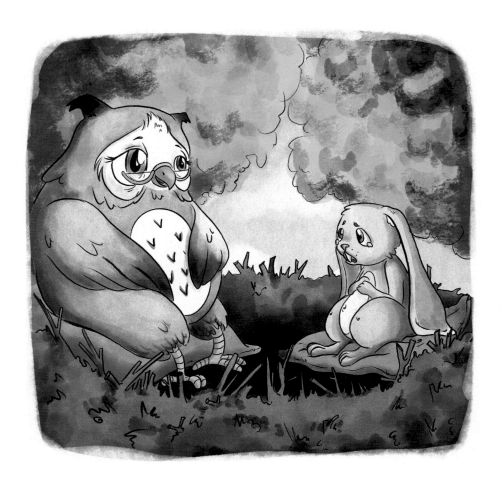

》Im Nest angekommen erzählte der kleine Angsthase der weisen Eule alles. Er erzählte, dass sein Vater nicht mehr bei ihnen zu Hause lebte, seine Mama deswegen viel arbeiten müsse und wenig Zeit für ihn habe und er sich andauernd Sorgen mache. Er erzählte auch, dass sein Großvater auch zu den Angsthasen gehörte. Die weise Eule tröstete ihn und sprach mit ihm über all seine Sorgen und Ängste. Sie brachte ihm auch bei, wie er sich gut entspannen kann, wenn die ängstlichen Gedanken beginnen. Der kleine Angsthase besuchte die weise Eule fortan immer wieder in ihrem Nest, und er lernte wieder, an andere, schöne Dinge zu denken.

**Aktion 5: Besprechen Sie mit Ihrem Kind die Rolle der weisen Eule**

„Weißt du, wer die weise Eule im echten Leben ist? Ein Psychotherapeut/Psychologe ist jemand, der den Kindern und Erwachsenen helfen kann, wenn sie ängstlich sind. Wenn man über etwas spricht, das riesige Angst macht, kann man auch lernen, sich weniger zu fürchten. Dafür gibt es solche Berufe."

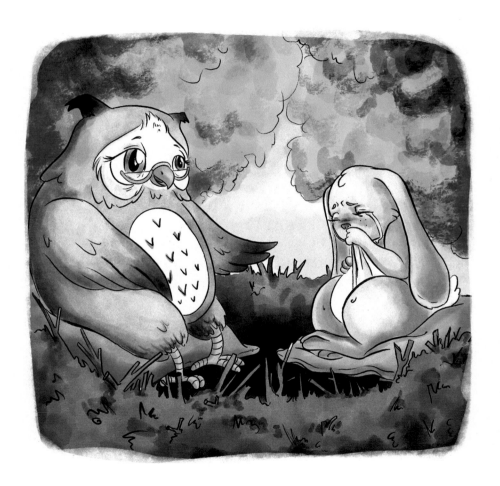

» Auch Mama Hase kam die weise Eule manchmal besuchen, um mit ihr über Papa Hase zu reden. Sie erzählte der weisen Eule, dass sie immer so viel zu tun habe und mit der Situation überfordert sei. Die weise Eule hatte für Mama Hase immer ein offenes Ohr und gab ihr Tipps, wie es ihr bessergehen könnte. Bald war auch sie nicht mehr so traurig und lachte sogar wieder richtig.

**Aktion 6: Was kannst du tun, damit es dir besser geht, wenn du ängstlich bist?**

Besprechen Sie mit Ihrem Kind, was schon einmal geholfen hat, als es Angst hatte und sammeln Sie zusätzliche Ideen, was helfen könnte.

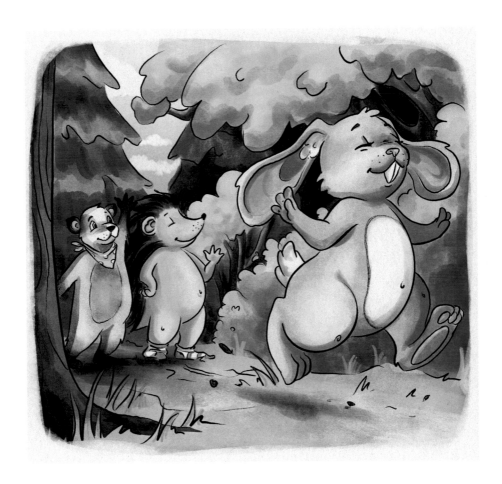

» Die Hasenfamilie sprach viel über ihre gemeinsamen Ängste und Sorgen und der kleine Angsthase fühlte sich immer wohler. Es dauerte nicht lange, da traute er sich sogar schon mit Igelino und dem frechen Dachs im Wald zu spielen. Die drei Freunde hatten großen Spaß beim Abfangen und Verstecken spielen. „Ich muss jetzt nach Hause", sagte der kleine Hase zu seinen Spielgefährten. „Wieso, hast du wieder Angst?", fragte der freche Dachs. „Nein, aber ich habe einen Riesenhunger", lachte der kleine Hase und hoppelte fröhlich davon.

# 4

## Was ist eine Angststörung?

Wie bereits erwähnt, hat sich Angst bei Lebewesen evolutionär bedingt aus gutem Grund entwickelt. Angst hat uns davor bewahrt, von gefährlichen Tieren attackiert zu werden oder über unsichere Pfade zu laufen. Auch in der heutigen Zeit hat Angst eine wichtige Funktion. Sie ist ein Warnsystem vor realen Gefahren und unser Körper macht sich bereit, mögliche Angreifer abzuwehren.

Angst wird dann zur starken Belastung und ist dann als krankheitswertig anzusehen, wenn sie im täglichen Leben überhandnimmt. Wenn die Angst unseren Alltag beherrscht, es zur Vermeidung von gewissen Situationen oder Aktivitäten kommt, sich ein sozialer Rückzug einstellt und wir vielleicht sogar schon Angst vor der Angst haben – dann wird es Zeit, sich professionell helfen zu lassen.

Es gibt gewisse Kriterien, die für eine Diagnosestellung bei pathologischer Angst erfüllt sein müssen. In der psychosozialen Versorgung haben sich zwei Klassifikationssysteme bewährt, um psychische Störungen zu diagnostizieren.

1. *DSM-V*

Das DSM-V oder auch (aus dem Englischen übersetzt) „Diagnostischer und statistischer Leitfaden psychischer Störungen" ist hauptsächlich in den USA, aber auch in Europa, in Gebrauch. Es wird von der APA (American Psychiatric Association) herausgegeben und bedient sich eines kategoriellen Systems. Ausschlussgründe für eine psychiatrische Störung im DSM-V sind die Symptomentstehung durch die Einnahme von Medikamenten oder eine Veränderung des Verhaltens und Empfindens aufgrund von normalen Lebensumständen, wie zum Beispiel reale Angst.

L. Pongratz, *Igelino und der Angsthase*, https://doi.org/10.1007/978-3-662-65988-5_4

## 2. *ICD-10*

Die „International Classification of Diseases" (kurz: ICD-10) ist die bereits 10. und derzeit aktuelle Version eines Krankheitsklassifikationssystems, das im deutschsprachigen Raum vielfach verwendet wird. Anhand der ICD-10 ist es nicht nur möglich, psychische Krankheiten und Verhaltensauffälligkeiten zu diagnostizieren, sondern es beinhaltet auch alle bekannten körperlichen Krankheiten. Neurologische Erkrankungen, Beschwerden im Herz-Kreislauf-Bereich, orthopädische Abnormitäten – all diese Krankheitsbilder werden anhand der ICD-10 diagnostiziert. Für Praktikerinnen im Fachbereich Klinische Psychologie ist das Kapitel F interessant. Es umfasst alle psychischen Störungen und Verhaltensauffälligkeiten im Kindes- und Erwachsenenalter.

Es gibt viele unterschiedliche Arten von Angststörungen, die alle in Folge näher erklärt werden. In der Igelino-Geschichte leidet der Angsthase unter einer generalisierten Angststörung.

# 4.1    Generalisierte Angststörung

## 4.1.1    Symptome nach der ICD-10

Nach der ICD-10 (2016) ist eine generalisierte Angststörung wie folgt klassifiziert:

- Ein Zeitraum von mindestens 6 Monaten mit vorherrschender Anspannung, Besorgnis und Befürchtungen in Bezug auf alltägliche Ereignisse.
- Die Störung erfüllt nicht die Kriterien für eine Panikstörung, phobische Störung, eine Zwangsstörung oder eine hypochondrische Störung.
- Die Störung ist nicht zurückzuführen auf eine organische Krankheit oder auf psychotrope Substanzen.

Mindestens 4 Symptome der unten angegebenen Liste, davon eins von den Symptomen 1. bis 4. müssen vorliegen:
*Vegetative Symptome:*

1. Palpitationen (Herzstolpern), Herzklopfen oder erhöhte Herzfrequenz
2. Schweißausbrüche
3. Fein- oder grobschlägiger Tremor (Zittern)
4. Mundtrockenheit

*Symptome, die Thorax (Brustbereich) und Abdomen (Bauchbereich) betreffen:*

5. Atembeschwerden
6. Beklemmungsgefühl
7. Thoraxschmerzen und -missempfindungen
8. Nausea (Übelkeit) oder abdominelle Missempfindungen (z. B. Kribbeln im Magen)

*Psychische Symptome:*

9. Gefühl von Schwindel, Unsicherheit, Schwäche und Benommenheit
10. Gefühl, die Objekte sind unwirklich (Derealisation) oder man selbst ist weit entfernt oder nicht wirklich hier (Depersonalisation)
11. Angst vor Kontrollverlust, verrückt zu werden oder auszuflippen
12. Angst zu sterben

*Allgemeine Symptome:*

13. Hitzewallungen oder Kälteschauer
14. Gefühllosigkeit oder Kribbelgefühle

*Symptome der Anspannung:*

15. Muskelverspannung, akute und chronische Schmerzen
16. Ruhelosigkeit und Unfähigkeit zum Entspannen
17. Gefühle von aufgedreht sein, Nervosität und psychischer Anspannung
18. Kloßgefühl im Hals oder Schluckbeschwerden

*Unspezifische Symptome:*

19. Übertriebene Reaktionen auf kleine Überraschungen oder erschreckt werden
20. Konzentrationsschwierigkeiten, Leeregefühl im Kopf wegen Sorgen und Angst
21. Anhaltende Reizbarkeit
22. Einschlafstörungen wegen Besorgnissen

# 4.2   Ängstliche Symptome bei Kindern

Angstsymptome können sich auf unterschiedlichste Art und Weise äußern. Es wird hier insbesondere auf die Symptome einer generalisierten Angststörung, aber auch darüber hinaus Bezug genommen. Die genannten Symptome sind sowohl für Kinder und Jugendliche als auch für Erwachsene gültig. Die Symptome werden im Zusammenhang zur Igelino-Geschichte beschrieben. Krankheitsmerkmale, die in der Bildergeschichte nicht vorkommen, werden zusätzlich durch Igelino erklärt.

## 4.2.1   Deutliche Furcht und Angstreaktionen

> Der Angsthase zeigt deutliche Anzeichen von Furcht- und Angstreaktionen. Er ist übermäßig besorgt, malt sich schlimme Szenarien aus und neigt zu katastrophalisierendem Denken.

Übermäßige und für den Situationszusammenhang übertriebene Ängstlichkeit ist eines der Hauptsymptome bei pathologischer Angst von Kindern, Jugendlichen und Erwachsenen. Diese Angst hemmt die Betroffenen im Alltag stark und wird als sehr belastend empfunden. Ebenso leidet das soziale Umfeld des ängstlichen Kindes/Jugendlichen unter der großen Furcht.

## 4.2.2   Körperliche Symptome

> Viele Symptome des Angsthasen sind körperlich. Einerseits schildert er anhaltende Übelkeit und Einschlafprobleme, andererseits hat er starkes Herzklopfen und zittert immer wieder vor Angst.

Wie schon bei den ICD-10-Kriterien der generalisierten Angststörung ersichtlich ist, sind körperliche Symptome bei Angst ein wichtiges Kriterium zur Diagnosestellung. Dieser Zusammenhang verdeutlicht sehr stark die enge Verbindung zwischen unserem Körper und unserer Psyche, die nie getrennt voneinander verstanden werden dürfen.

Körperliche Angstsymptome können unterschiedliche physiologische Bereiche betreffen. Im Bereich des Brustkorbes kommt es zu Atembeschwerden, einem Druckgefühl oder Schmerzen im Brustbereich. Diese werden häufig mit Symptomen eines Herzinfarktes verwechselt.

Der Magen-Darm-Trakt ist ebenfalls eng mit emotionalem Empfinden verknüpft. Viele Kinder mit überdurchschnittlichen Ängsten haben häufig Durchfall, Verstopfung, Kribbeln oder Schmerzen im Bauch. Auch Übelkeit wird von einigen betroffenen Kindern und Erwachsenen berichtet.

Schweißausbrüche, starkes Zittern, Schwindelgefühle, Mundtrockenheit, Hitzewallungen, ein plötzliches Kältegefühl oder Kribbeln – je nach Individuum kann sich Angst auf unterschiedlichste Art und Weise körperlich manifestieren. Umso wichtiger ist es für Angehörige von betroffenen Kindern, das Wissen um körperliche Symptome und dadurch einen Blick für ängstliche Reaktionen zu haben. Eine körperliche Abklärung, um organische Ursachen auszuschließen, ist definitiv zu empfehlen.

## 4.2.3  Vermeidung/Sozialer Rückzug

> Der Angsthase vermeidet aufgrund der großen Besorgnis und Ängste die meisten Aktivitäten außerhalb des Hasenbaus. Es ist für ihn sehr belastend, nicht in der Nähe seiner Mutter und Schwester zu sein, da er sich schlimme Situationen ausmalt und Angst davor hat, dass ihnen in seiner Abwesenheit etwas geschieht.

Viele ängstliche Kinder vermeiden Situationen im Alltag, die für anderen Kinder oder Jugendliche völlig normal und angstbefreit zu meistern sind. Am Spielplatz könnte man vom Klettergerüst fallen, im Wald einem Wolf begegnen oder sich im Turnsaal an der Reckstange vor den Mitschülerinnen blamieren.

Für viele Jugendliche wird der Schulbesuch aufgrund von sozialen Ängsten zur Qual und führt eventuell sogar zur kompletten Vermeidung. Auch Angst vor Leistungssituationen bei Prüfungen oder Referaten spielen für viele Kinder und Jugendliche eine große Rolle.

Der Stress von möglichen Horrorszenarien ist im Vorhinein schon so groß, dass die Situation einfach vermieden werden muss, um Schlimmeres zu verhindern. Sozialer Rückzug bis hin zur völligen sozialen Isolation können die Folge dieser Ängste sein, was wiederum die Gefahr der Entwicklung einer depressiven Episode birgt.

Auch die große Sorge um Verwandte oder Freunde hindert manche Kinder und Jugendliche daran, an Aktivitäten teilzunehmen. Die Illusion von Kontrolle, z. B. dass der Mama nichts passieren kann, wenn die Kinder bei ihr sind, ist ein großer aufrechterhaltender Faktor dieser Ängste und daraus resultierender Vermeidungsstrategien.

## 4.2.4    Kontrollverlust

> Für den Angsthasen ist es sehr wichtig, nicht die Kontrolle über das Wohlergehen seiner Familie zu verlieren, auch wenn er dieses derzeit nicht wirklich beeinflussen kann. Er kann seine negativen Gedanken nicht mehr kontrollieren und ist der Angst und Besorgnis förmlich ausgeliefert.

Ein wesentlicher Aspekt bei Kindern und Jugendlichen mit einer Angststörung ist der Kontrollverlust. Die Angst kommt für viele plötzlich und mit so einer Stärke, dass sich die Betroffenen überschwemmt davon fühlen.

In diesen Momenten ist es kaum möglich, die Ängste rational zu reflektieren, weshalb die Akzeptanz ein wichtiger erster Schritt ist. Erst dadurch kann ein „Notfallplan" angewandt werden, der wiederum bei den Betroffenen zu mehr Kontrolle über die negativen Gedanken führt. Diese Strategien werden therapeutisch erarbeitet und durch Wiederholung verstärkt.

Es ist nicht selten, dass Kinder mit einer Angststörung perfektionistisches Verhalten an den Tag legen und sehr intolerant gegenüber Fehlern sind. Sie erlangen dadurch das Gefühl, ihr Leben kontrollieren zu können (Klicpera et al., 2019).

## 4.2.5    Innere Anspannung

> Der Angsthase steht konstant unter Strom. Er kommt von negativen Gedanken nicht los, kann sich aufgrund dessen nicht entspannen und ist innerlich immer darauf vorbereitet, dass etwas Schlimmes passieren könnte.

Innere Anspannung und Ruhelosigkeit kann viele Ursachen haben. Eine davon ist die konstante gedankliche Beschäftigung mit negativen Szenarien, die zukünftig passieren könnten. Diese innere Spannung ist für Kinder, Jugendliche und auch Erwachsene nicht nur sehr anstrengend, sondern führt auch in vielen Fällen zu dem Gefühl, verrückt zu werden oder bald „auszuflippen".

Die Schlafqualität kann durch dieses „Vorbereitetsein auf das Schlimmste" enorm leiden, da viele Kinder und Jugendliche sich so in negativem Gedankengut verlieren, dass sie nicht mehr oder nur sehr schwer in den Schlaf finden. Häufig werden sie dann zusätzlich durch Albträume belastet.

Betroffene Kinder und Jugendliche sollen dringend wieder Entspannung lernen dürfen, damit sie nicht andauernd so unter Strom stehen und hinter jeder Ecke die nächste Katastrophe vermuten.

## 4.2.6  Konzentrationsprobleme

In unserer Geschichte gibt es beim Angsthasen keine Hinweise auf Konzentrationsprobleme. Es ist aber eigentlich nur logisch, dass er sich aufgrund der vielen negativen Gedanken und Sorgen nicht mehr in der Schule konzentrieren kann.

Viele Kinder und Jugendliche mit starken Ängsten haben einfach keine kognitiven Ressourcen mehr, um sich auf die Schule oder Arbeit zu konzentrieren. Für sie ist es anstrengend genug, sich andauernd mit den Sorgen und Ängsten zu beschäftigen, die dann einfach keinen Raum für andere Dinge lassen. Ein Leistungsabfall in der Schule, bis hin zu Schulschwänzen oder Schulvermeidung, können die Folge sein. Ebenso können Konzentrationsprobleme auch bei Jugendlichen negative Konsequenzen am Arbeitsplatz mit sich ziehen.

# 4.3  Angststörungen

Neben der im Buch thematisierten generalisierten Angststörung gibt es noch viele weitere psychische Angststörungen. Sie werden nun im Folgenden näher erklärt (Schneider, 2012).

## 4.3.1  Soziale Phobie

Die sog. soziale Phobie zeichnet sich, wie der Name schon sagt, durch eine stark ausgeprägte soziale Ängstlichkeit aus. Der Gedanke, im Mittelpunkt der Aufmerksamkeit zu stehen und die Angst davor, verurteilt oder ausgelacht zu werden, sind bei einer sozialen Phobie extrem belastend.

Kinder und Jugendliche mit sozialen Phobien schildern in der Praxis häufig große Angst vor mündlichen Referaten, Prüfungssituationen oder Gruppenarbeiten, in denen sie vor mehreren Leuten sprechen müssen.

Eine weitere Komponente einer sozialen Phobie ist Vermeidungsverhalten. Da die Ängste um soziale Situationen eine starke emotionale Belastung auslösen, werden diese so gut es geht vermieden. Im schlimmsten Fall verlassen

Betroffene gar nicht mehr die eigenen vier Wände, da an jeder Ecke eine angstauslösende Begegnung lauern könnte.

Körperliche Symptome begleiten die erhöhte soziale Ängstlichkeit ebenfalls. Diese sind unter anderem Zittern der Hände oder des ganzen Körpers, Erröten des Gesichtes, Schwitzen, Angst vor dem Erbrechen, gesteigerter Harn- oder Defäkationsdrang.

## 4.3.2 Spezifische Phobie

Unter einer spezifischen Phobie versteht man die starke Angst vor gewissen Objekten oder Situationen. Häufig vorkommende spezifische Phobien sind zum Beispiel Höhenangst (Akrophobie), Spinnenangst (Arachnophobie), Tierphobien im Allgemeinen (Insekten, Hunde), Angst vor Enge und geschlossenen Räumen (Klaustrophobie), Angst vor Spritzen und spitzen Gegenständen (Aichmophobie) und viele mehr.

Eine spezifische Phobie ist durch die Vermeidung ebendieser Situationen oder Objekte gekennzeichnet. Viele Menschen mit Aichmophobie meiden Arztbesuche oder Impfauffrischungen. Betroffene mit Akrophobie werden wohl eher nicht im Hochseilgarten anzutreffen sein.

Prinzipiell ist es in Ordnung, sich vor etwas zu fürchten, solange dadurch keine großen Einschränkungen oder emotionale Belastungen im Alltag entstehen. Eine intensive Hundephobie ist bei steigender Anzahl von Hundebesitzern im Alltag beispielsweise eine große Belastung für Betroffene, die durch therapeutische Interventionen bearbeitet werden sollte.

## 4.3.3 Agoraphobie

Menschen mit einer Agoraphobie leiden unter deutlicher und anhaltender Furcht vor Menschenmengen und öffentlichen Plätzen. Auch das Reisen allein oder an weit entfernte Orte löst eine starke Angst bei Betroffenen aus.

Ebenso wie bei der generalisierten Angststörung kommt es in auslösenden Situationen (z. B. ein Konzertbesuch, ein Marktplatz, eine Fernreise) zu körperlichen Symptomen wie zum Beispiel Herzrasen, Schweißausbrüche, Zittern, Beklemmungsgefühl, Atemnot, Übelkeit und Mundtrockenheit. Auch Hitzewallungen, Gefühllosigkeit, Kribbeln oder Kälteschauer können mit einer Agoraphobie einhergehen.

Häufig haben Betroffene ein Gefühl von Schwindel und die Angst eines Kontrollverlustes bis hin zu Todesangst.

## 4.3.4    Emotionale Störung des Kindesalters

Spezifisch für das Kindesalter werden in der ICD-10 die emotionalen Störungen des Kindesalters deklariert. Die emotionale Störung des Kindesalters mit Trennungsangst liegt dann vor, wenn ein Kind unrealistische und intensive Besorgnis darüber hat, dass eine wichtige Bezugsperson das Kind verlassen könnte. Hierbei kommen sowohl Ängste bezüglich trennender Ereignisse (Kidnapping, Unfälle, Krankheiten) als auch das bewusste Verlassen werden durch die Bezugsperson vor.

Aufgrund der hohen Trennungsängstlichkeit weigern sich betroffene Kinder häufig, zur Schule zu gehen, da dies die zumindest temporäre Trennung von der Bezugsperson bedeuten würde.

Die Trennungsängstlichkeit zeigt sich auch im Schlaf. Betroffene Kinder neigen zu Albträumen mit Trennungsthemen (z. B. Mama stirbt), können aber auch schlecht allein einschlafen und kontrollieren nachts oft, ob die Bezugsperson noch da ist. Auch das Alleinsein tagsüber gestaltet sich schwierig und löst massives Unbehagen aus.

Wie so häufig sind auch körperliche Symptome bei einer emotionalen Störung des Kindesalters mit Trennungsangst keine Seltenheit. Insbesondere, wenn sich eine Trennungssituation anbahnt, ist diese mit enormen Leid verbunden, das bei Kindern somatische Probleme wie Übelkeit, Kopfschmerzen, Bauchschmerzen und Erbrechen auslösen kann.

Des Weiteren gibt es für das Kindesalter spezifische emotionale Störungen mit phobischen und sozial ängstlichen Tendenzen, die gut mit den spezifischen und sozialen Phobien bei Erwachsenen vergleichbar sind.

## 4.3.5    Panikstörung/Panikattacken

Panikattacken sind schwere Angstzustände, die nicht vorhersehbar sind und in unterschiedlichen Situationen auftreten können. Der Beginn ist abrupt und ist von körperlichen Symptomen wie Herzklopfen, Schweißausbrüchen, Zittern, Atembeschwerden, Übelkeit und Mundtrockenheit gekennzeichnet. Die Angst zu sterben (z. B. durch einen Herzinfarkt) führt oft zu Rettungseinsätzen, die dann aber keine körperlichen Ursachen finden lassen. Häufig leiden Betroffene bereits stark an der Angst vor der nächsten Panikattacke, was zu einem Teufelskreis führen kann.

Von einer Panikstörung spricht man, wenn Panikattacken über einen längeren Zeitraum wiederholt auftreten. Eine mittelgradige Panikstörung ist durch mindestens 4 Panikattacken in 4 Wochen gekennzeichnet. Eine schwergradige Ausprägung geht sogar von mindestens 4 Panikattacken pro Woche über den Zeitraum von 4 Wochen aus.

## 4.4    Angst bei anderen psychischen Störungen

Angst ist ein Merkmal, dass nicht nur bei Angststörungen, sondern auch bei anderen psychiatrischen Störungsbildern auftreten kann. Genau auf die jeweiligen psychischen Erkrankungen einzugehen, würde hier den Rahmen sprengen. Kurz möchte ich jedoch erklären, in welchem anderen Rahmen Angstreaktionen auftreten können.

### 4.4.1    Traumatische Störungen

Wenn wir Menschen ein stark negatives Ereignis erleben, das sich sozusagen in unsere Lebenswelt „einbrennt", dann sprechen wir von Trauma. Traumata können Unfälle, Naturkatastrophen, gewalttätige Angriffe oder Missbrauch sein. Traumata können aber auch durch mangelnde elterliche Zuneigung und Liebe, Verwahrlosung, das Versterben einer geliebten Person etc. ausgelöst werden.

Eine traumatische Störung ist gekennzeichnet durch das „Wiedererleben" der traumatischen Situation durch Flashbacks, Träume oder intensive gedankliche Beschäftigung mit dem Ereignis. Ein weiterer Aspekt ist die erhöhte Wachsamkeit, „Hypervigilanz" genannt. Traumatisierte Menschen sind ständig auf der Hut und sehr reizsensibel. Schließlich kommt es in ähnlichen Situationen (z. B. in einem ähnlichen Haus wie in der Kindheit, wo körperliche Gewalt stattgefunden hat) zu intensiven Angstzuständen, weshalb betroffene Menschen in die Vermeidung gehen und sich aus sog. „Trigger-Situationen" zurückziehen.

### 4.4.2    Zwangsstörung

Zwangsstörungen zeichnen sich durch den intensiven Drang aus, eine Handlung durchzuführen, die eigentlich keinen Sinn ergibt. Durch diese Zwangshandlungen soll Kontrolle über die Angst zurückerlangt werden. Betroffene denken sich zum Beispiel: „Wenn ich jetzt nicht 3-mal die Türklinke hinunterdrücke, passiert etwas Schlimmes." Um diese mögliche Katastrophe zu verhindern, wird die Handlung durchgeführt, obwohl diese damit nicht in Zusammenhang steht.

Menschen mit Zwangserkrankungen leiden häufig im Alltag, wenn ihre Zwänge überhandnehmen und all ihr Tun beherrschen. Angst und Kontrolle spielen hierbei eine große Rolle.

## 4.4.3   Psychose

Eine Psychose zeichnet sich durch stark verzerrte oder irreale Wahrnehmungen aus. Beispielsweise leiden psychotische Menschen häufig unter akustischen, visuellen oder taktilen Halluzinationen, D. h. dass sie Dinge hören, sehen oder fühlen, die nicht wirklich da sind. Diese Halluzinationen können für Betroffene sehr beängstigend sein und sind nicht selten negativ, bedrohlich und gruselig.

Auch wahnhafte Symptome können auftreten. Eine extreme Eifersucht und Angst vor dem Verlassenwerden, Angst vor dem Verfolgtwerden und Angst vor dem jüngsten Gericht (auch Angst vor dem Teufel) sind nur einige Beispiele für Ängste, die während einer psychotischen Episode oder einer Erkrankung aus dem schizophrenen Formenkreis auftreten können.

Ein wichtiger Tipp: Im Volksmund wird „schizophren sein" häufig im Sinne einer gespaltenen Persönlichkeit verwendet. Das trifft aber nicht zu. Es gibt die sog. „dissoziative Identitätsstörung" bei der eine Person zwischen unterschiedlichen Persönlichkeiten wechselt, die im Normalfall nicht voneinander wissen. Dieses Störungsbild ist jedoch sehr selten und schwer zu diagnostizieren.

## 4.4.4   Persönlichkeitsstörungen

Von einer Persönlichkeitsstörung wird ausgegangen, wenn die betroffene Person durch stark ausgeprägte und andauernde Persönlichkeitseigenschaften bei sich selbst und im sozialen Umfeld Leidensdruck auslöst. Es gibt nach der ICD-10 unterschiedliche Persönlichkeitsstörungen, die häufig auch mit Angst verbunden sind. Alle hier anzuführen, ist aus Platz und Themengründen nicht möglich, es soll lediglich ein kleiner Einblick geboten werden.

Bei einer emotional-instabilen (bzw. Borderline-) Persönlichkeitsstörung kommt es häufig zu starken Trennungsängsten. Massive Eifersucht und enorme Bemühungen, einen geliebten Menschen nicht zu verlieren, sind Teil dieses psychischen Zustandsbildes. Die Angst, verlassen zu werden, führt häufig zu suizidalen Drohungen oder Selbstmordversuchen.

Die abhängige Persönlichkeitsstörung ist durch die pathologische mangelhafte Autonomie eines Menschen gekennzeichnet. Betroffene haben schon Schwierigkeiten dabei, selbst zu entscheiden, was sie im Restaurant bestellen wollen oder wie sie sich kleiden. Diese massive Abhängigkeit von einem anderen Menschen führt häufig zu großer Ängstlichkeit vor dem Alleinsein, da die Verantwortung dann selbst übernommen werden müsste.

Bei einer vermeidend-selbstunsicheren Persönlichkeitsstruktur werden unangenehme Situationen weitestgehend gemieden. Die Meinung von anderen wird schnell übernommen, um nicht schlecht aufzufallen oder sich selbst Kritik auszusetzen.

Die paranoide Persönlichkeitsstörung ist durch die Angst vor Verrat durch andere Personen gekennzeichnet. Ständig wird Untreue, Unwahrheit und Betrug bei anderen Menschen vermutet.

# 5

# Wie entsteht eine Angststörung?

Wie bereits erwähnt, wird in der Psychologie stets von einem biopsycho-sozialen Modell ausgegangen. Es gibt einige Risikofaktoren (Benecke, 2014), die die Entstehung einer Angststörung begünstigen können.

## 5.1 Risikofaktoren

### 5.1.1 Verzerrte Wahrnehmung/Informationsverarbeitung

Der kleine Angsthase nimmt seine Umwelt ganz anders wahr als Igelino oder der freche Dachs. Er ist sehr schreckhaft und geht häufig vom Schlimmsten aus, auch wenn es in manchen Situationen dazu keine Anhaltspunkte gibt.

Je nach Individuum reagieren wir unterschiedlich auf Reize. Wie nehmen wir diese wahr? Wie interpretieren wir diese? Wie stark bleiben uns gewisse Reize im Gedächtnis? Menschen mit Angststörungen neigen dazu, ihre Umwelt anders wahrzunehmen als andere Personen. Sie neigen beispielsweise dazu, Reize als gefährlich oder besorgniserregend einzustufen, die für andere eher neutral bewertet werden.

Das heißt, einerseits werden Reize, die negativ sind, stärker wahrgenommen, andererseits werden diese aber auch negativer interpretiert. Hinzu kommt, dass sich die veränderte Informationsverarbeitung auch auf das Erinnerungs-vermögen auswirkt. Betroffene erinnern sich verstärkt an belastende, angst-erfüllte Ereignisse.

## 5.1.2 Niedriger sozioökonomischer Status

> Der Angsthase hat ein stark belastetes Familiensystem. Mama Hase ist überfordert und verletzt, Papa Hase hat die Familie verlassen und es geht chaotisch zu. Mama Hase hat keine Ressourcen übrig, um sich mit der Angstsymptomatik ihres Sohnes auseinanderzusetzen.

Ein wichtiger Faktor, um eine Angststörung (und alle weiteren psychischen Erkrankungen) zu vermeiden, sind sozioökonomische Bedingungen. Begünstigend für die Entwicklung der Erkrankung sind insbesondere Arbeitslosigkeit, ein niedriges (Aus-)Bildungsniveau, wenig monetäre Ressourcen und das Fehlen von supportiven familiären Beziehungen. Vor allem der Mangel an einem sozialen Supportsystem kann eine längere Dauer und schweren Verlauf einer psychischen Störung verursachen.

Je gebildeter die Eltern sind, desto eher werden sie sich über die Erkrankung ihres Kindes informieren und eine Ressource darstellen. Mit Bildung ist kein universitärer Bildungsgrad gemeint, sondern das Vermögen, sich Wissen anzueignen und umzusetzen.

## 5.1.3 Elterliche Erziehung

> Die Bildergeschichte lässt keine Rückschlüsse auf das Erziehungsverhalten der Haseneltern zu. Es ist jedoch offensichtlich, dass sich Vater Hase, aus welchen Gründen auch immer, nicht für die Hasenkinder verantwortlich fühlt und dadurch eine enorme Unsicherheit auslöst.

Der Selbstwert von Kindern entwickelt sich vor allem durch bedingungslos liebevolles erzieherisches Handeln und die Förderung von Autonomie. Es gibt hier kein richtig und falsch. Wichtig ist, dass Kinder Grenzen und Regeln kennen, in einem sicheren Rahmen lernen und wachsen dürfen und sich sicher sein können, immer geliebt und unterstützt zu werden.

Der Erziehungsstil, der von Menschen mit erhöhter Ängstlichkeit häufig berichtet wird, ist durch viel Kritik und Abweisung gekennzeichnet. Ebenso berichten Betroffene von übervorsichtigen und kontrollierenden Elternteilen. Durch übermäßige Sorge und Hilfestellung ist es für Kinder schwierig, adäquat Autonomie zu entwickeln. Die dadurch entstehende Abhängigkeit von einer Bezugsperson ist nur schwer aufzubrechen und führt zu einem Gefühl von Ohnmacht und Ängsten.

Eltern, die Kinder durch Zustimmung und eigene Unsicherheiten in ihrem Vermeidungsverhalten stärken, hindern ebenso die Entwicklung einer ausreichenden Selbstregulationsfähigkeit. Es ist ganz klar, dass wir als Erwachsene für die Kinder da sind und sie unterstützen. Wichtig ist jedoch auch, ihnen Dinge zuzutrauen, die zunächst vielleicht schwer fallen. Nur so kann sich der Selbstwert adäquat entwickeln.

Wenn Sie diesbezüglich Unsicherheiten haben (so wie fast alle Eltern), kann eine Erziehungsberatung bei Psychologinnen oder Pädagogen hilfreich sein.

## 5.1.4 Genetische Veranlagung

Mama Hase weiß zu berichten, dass der Großvater des Angsthasen ebenfalls häufig große Sorgen hatte, der Familie könnte etwas zustoßen. Es zeigt sich hier also eine zusätzliche genetische Komponente, die für die starken Ängste und Sorgen des Angsthasen mitverantwortlich sein könnte.

Die Wahrscheinlichkeit, an einer psychischen Störung zu erkranken, erhöht sich durch die Erkrankung naher Verwandten. Einerseits wird hierbei von einer biologischen Ursache ausgegangen, andererseits könnte auch die Sozialisation und das sog. „Lernen am Modell" hierbei eine Rolle spielen.

## 5.1.5 Chronische Belastung/Erschreckende Ereignisse

Der Angsthase hat mit familiären Problemen zu kämpfen, die ihn gänzlich überfordern und stark belasten. Er stellt sich nicht nur die Frage, ob sein Hasenpapa ihn nicht mehr lieb hat, sondern auch, ob die Hasenfamilie genug zu essen hat. Wenn sich Kinder damit beschäftigen müssen, wie es ihren Eltern emotional geht und ob sie geliebt werden, bleiben wenig Ressourcen für alltägliche Herausforderungen über.

Wenn Kinder chronischem Stress durch viele Konflikte in der Familie, traumatische Ereignisse, Verlustereignisse und emotional belastete Elternteile ausgesetzt sind, ist es wenig überraschend, dass sie eine psychiatrische Symptomatik entwickeln.

Je nach Veranlagung kann es zu hyperaktivem Verhalten, depressiven Episoden, stark erhöhter Ängstlichkeit oder vielen weiteren psychischen Problemen kommen.

Es ist deswegen sehr wichtig, die Stressoren im Leben eines Kindes zu erkennen und diese möglichst zu minimieren.

# 6

# Wer kann helfen?

## 6.1  Psychotherapie

### 6.1.1  Psychotherapie in Deutschland

Die psychotherapeutische Ausbildung in Deutschland setzt ein Magister- bzw. Masterstudium der Psychologie oder ein Medizinstudium voraus. Es gibt somit psychologische Psychotherapeuten und medizinische Psychotherapeuten.

In Deutschland sind derzeit 3 Psychotherapierichtungen durch den wissenschaftlichen Beirat Psychotherapie anerkannt und werden von den Krankenkassen rückerstattet.

- Systemische Therapie
- Verhaltenstherapie
- Analytische Psychotherapie bzw. tiefenpsychologisch-fundierte Psychotherapie

### 6.1.1.1  Systemische Therapie

Bei dieser Therapieform wird nicht nur das betroffene Kind selbst, sondern das gesamte soziale System in den Therapieprozess eingebunden. Es werden vielmehr die Beziehungen des Kindes zu Eltern, Geschwistern und Freunden als die Symptomatik des Einzelnen fokussiert und bearbeitet.

© Der/die Autor(en), exklusiv lizenziert an Springer-Verlag GmbH, DE, ein Teil von Springer Nature 2023
L. Pongratz, *Igelino und der Angsthase*, https://doi.org/10.1007/978-3-662-65988-5_6

Eine essenzielle Art der systemischen Therapie ist die systemische Familientherapie. Die betroffenen Familienmitglieder werden durch den Psychotherapeuten angeleitet, dysfunktionale Beziehungsmuster aufzudecken und zu bearbeiten. Die sozialen Beziehungen sollen verbessert werden, wodurch alle Individuen in dem besagten System ebenfalls eine Linderung ihrer Symptome erfahren (Benecke, 2014).

Alle betroffenen Teilnehmerinnen der systemischen Familientherapie sind am Problem und an dessen Lösung beteiligt, indem Interaktionen untereinander hinterfragt werden. Gemeinsam werden Veränderungsmöglichkeiten erprobt und in den Therapiesitzungen reflektiert.

Insbesondere bei Kindern und Jugendlichen mit psychischen Erkrankungen ist oftmals eine systemische Familientherapie indiziert. Viele problematische Verhaltensmuster und aufrechterhaltende Faktoren finden sich im System Familie. Deshalb ist es umso wichtiger, nicht nur beim Kind selbst, sondern auch bei den Eltern anzusetzen.

> Die Familie des kleinen Angsthasen ist durch die Abwesenheit des Hasenvaters belastet. Ebenso spielt die starke Belastung von Mama Hase eine maßgebliche Rolle für die Symptome des kleinen Angsthasen. Am Beispiel der Bildergeschichte zeigt sich gut, wie wichtig es ist, die Eltern in einen therapeutischen Prozess miteinzubeziehen. Indem auch Mama Hase geholfen wird und ihre Beteiligung hinterfragt wird, kann das familiäre System gestärkt werden.

### 6.1.1.2 Verhaltenstherapie

Wie der Name schon sagt beschäftigt sich die Verhaltenstherapie mit dem Verhalten der Menschen und arbeitet symptomorientiert. Sie basiert auf Lerntheorien und Theorien zur Konditionierung.

Es wird davon ausgegangen, dass Verhalten erlernt wird. Das kann durch das Beobachten von Bezugspersonen, wie zum Beispiel der Eltern, erfolgen. Es ist aber auch möglich, dass ein Kind lernt, dass gewisses Verhalten sich lohnt. Dann wird es dieses Verhalten weiterhin oder sogar verstärkt zeigen. Das Gleiche gilt für Verhalten, das als wenig lohnend erscheint. Dieses wird vom Kind weniger oder gar nicht mehr gezeigt werden. Solche Prozesse finden teilweise auch unterbewusst statt.

Der Angsthase hat miterlebt, dass sein Vater ihn verlässt und sich nicht mehr um ihn kümmert. Er hat also am Modell „Papa" gelernt, dass Trennung und Verlust reale Ereignisse sind, die jederzeit eintreten könnten. Hier könnten in der Verhaltenstherapie gemeinsam alternative Strategien (statt massiver Angstreaktionen und Kontrolle des familiären Umfelds) erlernt werden, mit negativen Gefühlen umzugehen. Zum Beispiel: Aktive Bearbeitung statt Verdrängung und die Förderung von Aktivität und Handlung statt sozialem Rückzug und Verzweiflung.

Die Verhaltenstherapie beschäftigt sich jedoch nicht nur mit erlerntem Verhalten, sondern auch mit der Kognition. Als Kognition bezeichnet man das Wahrnehmen, Denken, Schlussfolgern und Begreifen der Menschen. Bei psychischen Erkrankungen herrschen besonders häufig dysfunktionale Denkschemata oder kognitive Fehler vor, die verhaltenstherapeutisch durch kognitive Umstrukturierung verändert werden können.

### 6.1.1.3 Analytische Psychotherapie/ Tiefenpsychologisch-fundierte Psychotherapie

Tiefenpsychologische Verfahren beschäftigen sich vor allem mit unbewussten, inneren Konflikten. Die psychoanalytische Theorie geht davon aus, dass frühe Traumata und negative Erfahrungen in der Kindheit oder individuellen Lebensgeschichte zu diesen Konflikten führen. Der Beziehung des Patienten zum Therapeuten kommt eine besondere Bedeutung zu.

Es wäre möglich, dass der Angsthase durch die mangelnde Zuwendung von Papa Hase in einer frühen Lebensphase traumatisiert wurde. Vielleicht konnte Papa Hase aufgrund seiner eigenen psychischen Probleme nicht ausreichend emotional auf seinen Sohn reagieren. Dieser Konflikt könnte durch die therapeutische Arbeit mit der weisen Eule reinszeniert werden. Das heißt, der Angsthase projiziert seine Gefühle von Enttäuschung und empfundener Vernachlässigung auf die weise Eule, wodurch diese bewusst gemacht werden und aktiv bearbeitet werden können. Bei tiefenpsychologischen Verfahren steht die Bewusstwerdung von unbewussten Konflikten im Vordergrund.

## 6.1.2 Psychotherapie in Österreich

Psychotherapeuten in Österreich durchlaufen meist eine 2-phasige Ausbildung. Als Basis gilt das sog. Psychotherapeutische Propädeutikum, das zumeist an den entsprechenden Instituten der Universitäten angeboten wird und therapeutische Grundkompetenzen, Selbsterfahrung und Informationen über die einzelnen Therapierichtungen enthält. Ein Studium der Psychologie ist hierfür keine Voraussetzung.

In weiterer Folge wird ein Fachspezifikum der gewählten Therapieschule begonnen und unter stetiger Selbstreflexion abgeschlossen.

In Österreich gibt es insgesamt 23 unterschiedliche Therapiemethoden, die anerkannt sind. Diese sind in 4 methodische Übergruppen unterteilt:

- Tiefenpsychologisch-psychodynamische Zugänge
- Verhaltenstherapeutische Methoden
- Systemische Therapierichtungen
- Humanistisch-existenzielle Methoden

Da die anderen Übergruppen bereits in Abschn. 6.1.1 erklärt wurden, soll hier nur auf die *humanistisch-existenziellen Methoden* eingegangen werden. Diese bestehen aus theoretischen und praktischen Zugängen und beschäftigen sich immer mit der Ganzheitlichkeit des menschlichen Seins und nicht nur mit Teilaspekten wie erlerntem Verhalten oder dem Unterbewusstsein.

Der humanistisch-existenzielle Zugang fokussiert das Individuum als Ganzes. Das bedeutet, der Mensch steht im Vordergrund. Es wird die eigene Lebensgeschichte und Persönlichkeitsentwicklung thematisiert. Wichtig ist der stets positive Fokus und die Frage nach dem Sinn des Lebens.

> Der Angsthase lernt von der weisen Eule, achtsam zu sein. Er achtet mehr darauf, wie er sich in gewissen Situationen fühlt und erkennt Grenzen. Sie bearbeiten gemeinsam wichtige Lebensereignisse und reinszenieren diese in Rollenspielen. Die weise Eule setzt stets einen positiven Fokus und rückt die Entwicklungsschritte des Angsthasen in den Vordergrund.

## 6.1.3 Psychotherapie in der Schweiz

In der Schweiz gibt es je nach Kanton unterschiedliche Richtlinien zur psychotherapeutischen Ausbildung. Zumeist sind jedoch ein facheinschlägiges Studium und eine darauffolgende Psychotherapieausbildung vorgesehen. Es gibt verschiedene Verbände, die Psychotherapieausbildungen anbieten und die jeweiligen Psychotherapierichtungen evaluieren und aufnehmen.

Ebenso wie in Österreich sind in der Schweiz folgende Übergruppen der Psychotherapierichtungen anerkannt:

- Analytische Therapien
- Tiefenpsychologisch-fundierte Methoden
- Systemische Therapie
- Humanistische Psychotherapie

In der Schweiz kommen noch körperorientierte und kunstorientierte Methoden hinzu.

## 6.2    Klinische Psychologie in Österreich

Einen wesentlichen Beitrag zur psychologischen Diagnostik und Behandlung in Österreich leistet die klinische Psychologie. Anders als bei der Psychotherapieausbildung ist hierfür ein Masterstudium der Psychologie Grundvoraussetzung. Darauf folgt eine ausführliche praktische und theoretische Zusatzausbildung, in der psychische Störungsbilder, Behandlungskonzepte, wissenschaftlich-fundierte Diagnostikverfahren und Interventionen erlernt werden. Für die Ausbildung wird die Arbeit mit allen Altersgruppen, die Zusammenarbeit mit einem multiprofessionellen Team und stetige Supervision sowie Selbsterfahrung in unterschiedlichen Settings vorausgesetzt. Die Ausbildung wird von unterschiedlichen Instituten in Österreich angeboten und ist selbst zu bezahlen. Ebenso gibt es strikte Fortbildungsrichtlinien, damit die Berufsangehörigen stets auf dem neuesten Stand der Forschung bleiben und sich aktuelle Diagnostik- bzw. Behandlungskonzepte aneignen können.

Klinische Psychologinnen sind in Österreich sowohl im niedergelassenen Bereich als auch in Institutionen tätig. Es gibt direkte Verträge mit den Krankenkassen, aber auch Wahlpsychologen. Ebenso ist die Ausbildung „Klinische Psychologie" die Voraussetzung für zahlreiche Weiterbildungen wie beispielsweise die Neuropsychologie oder Kinder-, Jugend- und Familienpsychologie.

Ein wesentlicher Arbeitsbereich, der klinischen Psychologen vorbehalten ist, ist die klinisch-psychologische Diagnostik. Durch eine biopsychosoziale Anamnese, das Durchführen von validierten Testverfahren und dem klinischen Eindruck wird eine klinisch-psychologische Diagnose erstellt. Zusätzlich sind Beratung und Behandlung im Einzel-, Paar-, oder Gruppensetting eine Teilaufgabe von klinischen Psycholog*innen.

Wie in vielen Bereichen ist die Zusammenarbeit in einem multiprofessionellen Team erstrebenswert. Der stetige Austausch mit Fachärztinnen, Psychotherapeutinnen, Sozialarbeiterinnen, Ergotherapeutinnen und Logopädinnen stellt für die klinisch-psychologische Arbeit einen Mehrwert dar.

> Die weise Eule führt mit Mama Hase und dem Angsthasen selbst ein ausführliches Gespräch. Dieses sog. Anamnesegespräch umfasst Informationen zu Vorerkrankungen, den Lebensumständen, Problemen und Ressourcen des kleinen Angsthasen. Dann händigt sie Mama Hase und dem Angsthasen Fragebögen aus, die sie ausfüllen sollen. Diese Fragebögen erfassen unterschiedliche Aspekte der Symptomatik. Die weise Eule stellt weitere Fragen, um mögliche andere psychische Erkrankungen auszuschließen. Zum Schluss fasst sie die Ergebnisse zusammen und kommt gegebenenfalls zu einer Diagnose. Nun klärt sie Mama Hase und den kleinen Angsthasen darüber auf, dass er unter einer generalisierten Angststörung leidet und was das bedeutet. Sie verweist an einen Psychotherapeuten und an einen Facharzt für Kinder- und Jugendpsychiatrie, falls nötig. Zusätzlich führt sie mit Mama Hase entlastende Beratungsgespräche, um sie im Umgang mit dem Angsthasen zu unterstützen und zu entlasten.

## 6.3 Psychiatrie

Eine weitere wichtige Fachrichtung zur Diagnostik und Behandlung ist die Fachrichtung Psychiatrie. Fachärztinnen für Psychiatrie durchlaufen zunächst ein Studium der Humanmedizin, um dann eine mehrjährige Facharztausbildung zu absolvieren. Im Anschluss kann eine Spezifikation der Altersgruppe vorgenommen werden. Im Kinder- und Jugendbereich kommt es häufig zur Zusammenarbeit mit Fachärztinnen für Kinder- und Jugendpsychiatrie.

Psychiater sind als Mediziner die einzige Berufsgruppe, die Medikamente verschreiben darf. Die medikamentöse Behandlung von Kindern und Jugendlichen ist stets ein heikles und umstrittenes Thema. Insbesondere bei psychiatrischen Störungsbildern kann diese jedoch Abhilfe schaffen und wird häufig angewandt, um den Beginn einer Psychotherapie zu ermöglichen und belastende Symptome zu vermindern.

Die weise Eule bemerkt, dass der Angsthase stark unter den Ängsten leidet. Er kann auch durch Psychotherapie nicht ausreichend unterstützt werden. Deswegen schickt die weise Eule den Angsthasen zu Dr. Wolf, denn der kennt sich besonders gut mit Zauberkügelchen aus. Dr. Wolf lernt den Angsthasen und Mama Hase kennen, liest einen Brief der weisen Eule (Befund) und schreibt ein Rezept. Wenn der Angsthase regelmäßig die Zauberkügelchen schluckt, wird es ihm bald besser gehen. Alle paar Wochen besucht er Dr. Wolf und bespricht mit ihm, wie er sich fühlt.

## 6.4   Psychiatrische Behandlung bei Kindern mit Angststörungen

Die erste Wahl in der medikamentösen Behandlung bei Kindern mit Angststörungen sind sog. selektive Serotoninwiederaufnahmehemmer. Es werden aber auch Benzodiazepine, Buspiron und trizyklische Antidepressiva eingesetzt. Die möglichen Nebenwirkungen und Wirkweisen sind dringend immer mit einer Fachärztin zu besprechen. Ebenso sollten die Medikamente nie ohne fachärztliche Absprache abgesetzt oder höher dosiert werden.

Die Einnahme von Psychopharmaka sollte stets von psychotherapeutischen oder klinisch-psychologischen Behandlungsmaßnahmen begleitet werden. Oftmals dauert es eine Weile, bis ein gut verträgliches Medikament und eine passende Dosierung gefunden wurde. Eine medikamentöse Einstellung ist jedoch häufig sehr entlastend für die Betroffenen, weshalb die Scheu davor abgelegt werden sollte.

# 7

# Was können wir tun?

## 7.1 Psychologische Tipps im Umgang mit Kindern mit Angst

### 7.1.1 Suchen Sie professionelle Hilfe

Die Igeleltern geben Mama Hase den Tipp, sich professionelle Hilfe zu suchen. Die weise Eule steht in der Geschichte stellvertretend für eine Psychotherapeutin/ Klinische Psychologin. Bei Bedarf einer zusätzlichen medizinischen Behandlung verweisen diese an Fachärztinnen für Kinder- und Jugendpsychiatrie.

Wenn Sie mehrere der bereits genannten Anzeichen einer Angststörung bei Ihrem Kind feststellen ist es wichtig, sich nicht bloß auf Vermutungen zu stützen. Vereinbaren Sie einen Termin mit Fachexpertinnen, die Sie beraten und Ihnen weiterhelfen können.

Auf folgenden Websites finden Sie Unterstützung:

http://www.kinderpsychiater.org
http://www.therapie.de
http://www.psychotherapie.at
http://www.oegkjp.at
http://www.sgkjpp.ch

© Der/die Autor(en), exklusiv lizenziert an Springer-Verlag GmbH, DE, ein Teil von Springer Nature 2023
L. Pongratz, *Igelino und der Angsthase*, https://doi.org/10.1007/978-3-662-65988-5_7

## 7.1.2   Widmen Sie Ihrem Kind Zeit

Mama Hase hat aufgrund der eigenen psychischen Belastungen nicht wirklich Zeit, um sich um den kleinen Angsthasen und seine Ängste zu kümmern. Er ist dadurch zunehmend verunsichert und die Ängste verstärken sich noch, weil er bemerkt, dass Mama Hase traurig, belastet und überfordert ist.

Kinder mit Ängsten benötigen dringend stabile Bezugspersonen, die geduldig mit ihnen über die Ängstlichkeit sprechen und sich auch die Zeit für ihr Kind nehmen können, die es benötigt, um mehr Sicherheit zu entwickeln. Kindliche Ängste sind nicht durch eine Intervention oder von heute auf morgen bewältigt. Warten Sie geduldig ab, feiern Sie gemeinsam mit Ihrem Kind die Fortschritte und lassen Sie sich nicht von Rückschlägen entmutigen.

In kleinen Schritten lässt sich Angst am besten bearbeiten, denn wenn Sie zu schnell zu viel wollen, könnten sie damit Ihr Kind überfordern und genau das Gegenteil bewirken – die Angst nämlich verstärken.

## 7.1.3   Nehmen Sie Ihr Kind ernst

Der Angsthase benötigt dringend eine Bezugsperson, die sich für ihn Zeit nimmt und mit ihm über seine Ängste spricht. Wie fühlt sich deine Angst an? Wo in deinem Körper spürst du sie? Welche Situationen machen besonders ängstlich?

Es ist wichtig, dass sich Kinder mit Ängsten immer ernst genommen fühlen. Anstatt die Angst zu verschweigen oder totzuschweigen ist es hilfreich, dem Kind Fragen dazu zu stellen. Durch eine tiefergehende Beschäftigung können so manche Themen besser verstanden und weniger angstbesetzt verarbeitet werden. Aber vorsichtig: Dramatisieren Sie die Angst nicht und sprechen Sie nicht die ganze Zeit darüber oder machen Sie Ihr Kind nicht immer auf die Angst aufmerksam.

Signalisieren Sie Ihrem Kind, dass es immer mit Ihnen über Ängste sprechen kann, verstanden und ernst genommen wird. Geben Sie der Angst aber auch nicht zu viel Raum.

## 7.1.4 Fürchten Sie sich nicht mit Ihrem Kind

Mama Hase ist in der Igelino-Geschichte zu abgelenkt, um sich aktiv mit den Ängsten ihres Sohnes auseinanderzusetzen. Es könnte aber auch sein, dass sie selbst starke Sorgen und Ängste hat und diese unbewusst auf den kleinen Angsthasen überträgt.

Ein häufig erlebtes Phänomen: Eltern sind durch die Ängste ihrer Kinder selbst so verunsichert, dass es auch bei ihnen als Erwachsene zu einer Übervorsichtigkeit, Vermeidung oder einem „Mitfürchten" kommt. Obwohl es schwer ist, sich von den Emotionen des eigenen Kindes abzugrenzen, tun Sie Ihrem Kind dabei nichts Gutes, wenn Sie mitleiden.

Wichtig ist auch stets, die eigenen Ängste zu reflektieren, da sich Unsicherheiten und Ängstlichkeit der Eltern oder naher Angehöriger häufig auf Kinder übertragen.

Vorsicht vor zu viel Vorsicht: Kinder ständig zu ermahnen, vorsichtig zu sein, kann auch Teil des Problems werden. Sie sollen sich in einem sicheren Rahmen ausprobieren dürfen und auch mal negative Erfahrungen machen. Ansonsten bleiben sie in einer Abhängigkeit hängen, die zu Unsicherheit und wiederum zu Angst führen kann.

Treten Sie als stabile Vertrauensperson auf und signalisieren Sie dem Kind, dass Sie unterstützend da sind, die Ängste wahr- und ernstnehmen, diese aber nicht teilen. Vielleicht können Sie Ihrem Kind auch von eigenen Ängsten erzählen, die Sie schon besiegt haben. Diese Erzählungen können Kindern viel Mut machen und ihnen das Gefühl geben, nicht alleine zu sein. Wenn Sie Ruhe ausstrahlen und eine Vorbildfunktion für Ihr Kind einnehmen, wird es weniger Schwierigkeiten dabeihaben, Ängste zu bewältigen.

## 7.1.5 Achten Sie auf eigene Ressourcen

Die Familie des Angsthasen ist zerrüttet und Mama Hase als alleinerziehendes Elternteil maßlos überfordert. Sie versucht irgendwie, den Alltag zu bewältigen, hat aber keinerlei Ressourcen mehr übrig, um sich auch noch um die emotionale Befindlichkeit ihrer Kinder zu kümmern.

Die Begleitung eines Kindes mit Ängsten kann sehr herausfordernd sein. Viele Eltern kommen an ihre emotionalen Grenzen. Geben Sie nicht nur Acht auf Ihr Kind, sondern auch auf sich selbst. Sie können Ihr Kind nur unterstützen, wenn es Ihnen selbst gut geht und Sie Ressourcen zur Verfügung haben. Im Klartext heißt das: Nehmen Sie sich eine Auszeit, wieder Energie zu tanken. Holen Sie sich Unterstützung durch eine Selbsthilfegruppe und tauschen Sie sich mit betroffenen Angehörigen aus. Wenn Sie auch andere Kinder haben, ist es wichtig darauf zu achten, dass sich diese nicht vernachlässigt fühlen. Planen Sie beispielsweise einmal eine Aktivität ausschließlich mit einem Geschwisterkind ein, um auch dessen Bedürfnissen Raum zu geben. Tauschen Sie sich mit Pädagoginnen und Behandlerinnen aus. Achten Sie auf Ihren eigenen seelischen Zustand. Machen Sie Yogakurse, Meditationstechniken oder Entspannungsübungen.

Auf diesen Websites finden Sie Selbsthilfegruppen:

http://www.nakos.de

http://www.selbsthilfe.at

http://www.bundesverband-selbsthilfe.at

http://www.selbsthilfeschweiz.ch

## 7.1.6  Bleiben Sie wertschätzend

> Mama Hase verliert manchmal die Nerven mit dem Angsthasen, da er durch seine hohe Ängstlichkeit nicht mehr in die Schule gehen möchte und sie andauernd fragt, ob es ihr gut geht. Da rutscht ihr schon mal ein „Stell dich nicht so an" heraus.

So schwer es im stressigen Alltag auch sein mag – versuchen Sie stets, die Angst Ihres Kindes nicht zu bewerten. Diese ist weder erfunden noch übertrieben und hat immer eine Berechtigung. Es macht keinen Sinn, einem Menschen Angst ausreden zu wollen. Zeigen Sie Verständnis und vermeiden Sie jedenfalls, Vergleiche zu ziehen (z. B. „…aber deine kleine Schwester traut sich das schon."). Solche Vergleiche sind für Kinder beschämend und ein Vertrauensbruch.

Auch Aussagen wie „Stell dich nicht so an!", „Ist doch nicht so schlimm", und „Sei kein Feigling", sind nicht hilfreich und signalisieren Ihrem Kind nur, dass es in Zeiten der Not nicht auf Sie als unterstützende Bezugsperson zurückgreifen kann.

„Ich verstehe, dass dir das schwerfällt." und „Gemeinsam schaffen wir das!" geben Ihrem Kind das Gefühl, dass es Gefühle ausleben darf und Sie es bei der Angstbewältigung unterstützen werden. Das stärkt wiederum das Vertrauen in Sie und auch die Selbstsicherheit.

### 7.1.7  Stärken Sie den Selbstwert Ihres Kindes

> Der kleine Angsthase hat bereits starke Unsicherheiten in seinem Selbstwert. Er ist so von der Angst geleitet, dass er kaum mehr Zeit für positive Erfahrungen hat und auch nicht offen für Neues ist. So kann sich der Selbstwert eines Kindes nicht positiv entwickeln.

Das beste Erfolgsrezept für einen gesunden Selbstwert Ihres Kindes besteht aus qualitätsvoller, gemeinsamer Zeit, wohlwollender und unterstützender Erziehung und der Hilfestellung, in einem geschützten Raum selbstständig zu werden. Jedes Kind hat Stärken und Talente, die positiv hervorgehoben werden können. Unterstützen Sie die bereits vorhandenen Fähigkeiten Ihres Kindes durch positiven Zuspruch und ermutigen Sie Ihr Kind, sich auch an Dingen zu versuchen, die es noch nicht so gut beherrscht. Oft ist es nicht leicht, die richtige Balance zu finden, ohne Druck auszuüben. Hat Ihr Kind dann jedoch etwas geschafft, wofür es sich anstrengen musste, wird es umso stolzer sein. Das Überwinden von Hürden stärkt den Selbstwert. Im Anschluss finden Sie einige Ressourcenübungen, die Ihr Kind bei der Entwicklung eines adäquaten Selbstwertgefühls unterstützen können. Die Basis ist jedoch immer die vom Kind empfundene bedingungslose Liebe und Anerkennung der Erziehungspersonen.

## 7.2  Ressourcenübungen

Um die Selbstsicherheit, den Selbstwert und die Entspannungsfähigkeit Ihres Kindes zusätzlich zu stärken und eventuelle negative Verhaltensmuster zu durchbrechen gibt es bestimmte Übungen, die Sie mit Ihrem Kind (oder im Kreis der gesamten Familie) durchführen können. Die folgenden Ressourcenübungen haben sich in meiner Arbeit insbesondere bei Ängsten, Selbstwertdefiziten und innerer Unruhe bewährt.

## 7.2.1   Das Mut-Tagebuch

Sie benötigen: Notizbüchlein, bunte Stifte.

➔ Um diese Ressourcenübung durchzuführen, benötigen Sie ein Notizbüchlein. Sie können ein Tagebuch kaufen, jedoch auch gemeinsam mit Ihrem Kind basteln.

Verwenden Sie buntes Papier und binden Sie dieses mit Wollfäden oder einer Schnellheftklammer zu einem Büchlein. Lassen Sie Ihr Kind den Einband nach eigenen Wünschen gestalten.

- Nehmen Sie sich möglichst jeden Abend Zeit, mit Ihrem Kind gemeinsam den vergangenen Tag zu besprechen. Lassen Sie Ihr Kind von allen Ereignissen erzählen, bei denen es Angst hatte oder sich unsicher gefühlt hat.
- Versuchen Sie zusammen, den Fokus auf die schönen Erlebnisse und die Erfolge des Tages zu legen, auch wenn Ihr Kind zunächst meint, es hätte diese nicht gegeben. Fragen Sie geduldig nach, ohne Ihrem Kind die gewünschte Antwort in den Mund zu legen.
- Schreiben Sie nun das Datum des Tages in das Notizbüchlein und lassen Sie Ihr Kind das freudige Erlebnis oder Gefühl hineinschreiben. Sollte Ihr Kind noch nicht schreiben können, kann es auch eine Zeichnung anfertigen. Wichtig ist, dass es selbst das Büchlein füllt.
- Ziel der Übung ist es, sich regelmäßig gemeinsame Zeit zu nehmen und dem Kind Raum zu bieten, über die Ängste zu erzählen. Ebenso werden positive Erlebnisse fokussiert und festgehalten.
- Das Mut-Tagebuch ist ein schönes Erinnerungsstück an gute Zeiten und kann immer wieder gemeinsam durchgesehen werden. Wenn von Kindern in Vergangenheit, Gegenwart und Zukunft nur Ängste gesehen werden, kann es nützlich sein, derartige Denkmuster abzulegen.

## 7.2.2   Die Ermutigungsdusche

Sie benötigen: Papier und Stifte, Zeit im Kreise der Familie.

* Setzen Sie sich mit Ihrer Familie (auch im Freundeskreis und bei Kinderparties möglich) an einen Ort, wo sie es bequem und ruhig haben und wo sich alle wohlfühlen können.
* Bestimmen Sie eine Person, die heute eine Ermutigungsdusche bekommt. Das kann durch Auszählen, Eigenschaften (Größe, Alter, Augenfarbe) oder durch ein kleines Aufwärmspiel (UNO, Würfeln) geschehen. Vergewissern Sie sich, dass immer jemand anderer drankommt, um Neidgefühle untereinander zu vermeiden.
* Die Person, die ausgewählt wurde, setzt sich in die Mitte oder ans Ende des Tisches. Nun darf jedes Familienmitglied überlegen, was an der Person besonders toll und positiv ist. Auch mehrere Nennungen sind erlaubt. Es sind nicht nur Eigenschaften, sondern auch tolle Dinge, die die Person getan oder erreicht hat, möglich. Kindern, die noch nicht schreiben oder lesen können, werden die Ermutigungen direkt gesagt oder vorgelesen.
* Alle Zettel kommen in einen Hut und nun darf die Person in der Ermutigungsdusche ziehen und laut vorlesen. Durch den positiven Zuspruch von den Familienmitgliedern wird nicht nur das eigene Selbstbild in ein besseres Licht gerückt, sondern auch die Fremdwahrnehmung durch die anderen.
* Ziel der Übung soll sein, dass ein negatives Selbstbild hinterfragt wird.

*„Vielleicht bin ich gar nicht so schlecht, wie ich geglaubt habe?"*

### 7.2.3 Die Angst wegzaubern

Sie benötigen: Kreative Ideen, gemeinsame Zeit, eventuell Instrumente.

➔ Um diese Ressourcenübung durchzuführen, benötigen Sie ein einen kreativen Zugang, gemeinsame Zeit mit Ihrem Kind und evtl. Instrumente oder Mal/Bastelutensilien.

- Sprechen Sie mit Ihrem Kind darüber, dass Angst in unseren Köpfen entsteht. Auch wenn wir sie in der Atmung, beim Herzen oder im Magen spüren, hat sie ihren Ursprung immer im Kopf.
- Da wir unsere Gedanken selbst kontrollieren können, können wir die Angst auch wieder „wegzaubern".
- Überlegen Sie sich gemeinsam einen Reim, ein Zauberwort, ein Zaubergeräusch oder ein Mutmachlied. Ihrer Kreativität sind keine Grenzen gesetzt.
- Ziel der Übung ist es, dem Kind ein Werkzeug in die Hand zu geben, mit dem es selbst die Angst bekämpfen kann. Einerseits soll eine Ablenkung von der Angst erfolgen, andererseits der Fokus auf etwas Leichtes, aber Positives gerichtet werden.

Hier sind einige Beispiele zur Inspiration:

---

**Beispiele**

*Reime:*

- Ene Mene Meck – blöde Angst, geh weg!
- Simsalabim – wo ist die Angst bloß hin?
- Sine Sane Sud – ich hab' jetzt wieder Mut.

*Zauberwörter:*

- Humbulumbu
- Himbeermarmeladenbutterbrot
- Krawutzikaputzi

*Zaubergeräusch:*

- Ein Klopfrhythmus
- Pfeifen
- Summen

*Lied zum Mut machen:*

- „Alle meine Entchen" umtexten

### 7.2.4 Das Rollenspiel

Sie benötigen: Ein bisschen kindliche Energie und Kreativität.

➜ Um diese Ressourcenübung durchzuführen, benötigen Sie einen ruhigen Ort und ausreichend gemeinsame Zeit.

* Bieten Sie Ihrem Kind an, gemeinsam frei zu spielen. Suchen Sie sich Situationen aus, vor denen Ihr Kind Angst hat.
* Hat Ihr Kind zum Beispiel Angst vor Hexen, seit es Hänsel und Gretel im Fernsehen gesehen hat, dann spielen Sie selbst Hänsel oder Gretel und lassen Sie Ihr Kind die böse Hexe spielen.
* Häufig hilft es Kindern, die Angst etwas zu entschärfen, wenn Sie selbst in die Schuhe des bedrohlichen Objekts (z. B. Hexe, Monster, Geist) schlüpfen dürfen. Sie erlangen dadurch wieder mehr Kontrolle.
* Ziel der Übung ist es, dass Kinder ein angstbesetztes Objekt nicht mehr so gruselig finden, weil sie sich mit diesem aktiv identifizieren.
* Wenn Sie das Gefühl haben, dass sich Ihr Kind dabei schwertut, in die Rolle des gefürchteten Wesens zu schlüpfen, dann übernehmen Sie behutsam diese Rolle und stellen sich aber anders dar. Wenn die Gestalt vermenschlicht wird, auch Hunger hat, aufs Klo muss und über Witze lacht, dann hilft das einigen Kindern häufig schon sehr.
* Seien Sie kreativ: Auch Blitz und Donner kann personifiziert werden. Auch soziale Situationen können im Spiel inszeniert werden.
* Wichtig: Achten Sie auf die Reaktionen Ihres Kindes. Wenn Sie das Gefühl haben, dass es überfordert ist – lieber etwas Anderes spielen und vielleicht später noch einmal darauf zurückkommen.

## 7.2.5   Die Angst basteln/malen

Sie benötigen: Papier, Karton, Bastelmaterial, bunte Farben aller Art.
→ Um diese Ressourcenübung durchzuführen, benötigen Sie Bastel-materialien und Malzubehör.

- Nehmen Sie sich möglichst jeden Tag Zeit, mit Ihrem Kind gemeinsam den vergangenen Tag zu besprechen. Lassen Sie Ihr Kind von allen Ereignissen erzählen, bei denen es Angst hatte oder sich unsicher gefühlt hat.
- Malen Sie nun gemeinsam die Angst. Welche Farbe hat die Angst des Kindes? Wie groß ist sie? Hat sie scharfe Kanten oder ist sie rund? Ist sie bunt oder schwarz-weiß? Ist sie lang oder kurz?
- Auch die Angst zu basteln ist möglich. Verwenden Sie Scherenschnitte, Ton, Knete, Falttechnik – was immer sie gerne gemeinsam machen.
- Besprechen Sie dann mit Ihrem Kind, wie die Angst aussehen würde, wenn sie sich besser anfühlen würde. Vielleicht hat sie eine andere Farbe? Eine andere Form?
- Basteln/Malen Sie dann die Angst so, wie sie aussehen sollte, damit sie Ihr Kind nicht so belastet.
- Ziel der Übung ist, gemeinsam die Ängste zu thematisieren und darzu-stellen. Dann folgt eine Bearbeitung, in der Ihr Kind selbst kontrollieren kann, wie die Angst auszusehen hat.
- Idealerweise kann Ihr Kind die „gute Angst" (Zeichnung, Bastelei) in schwierigen Situationen bei sich tragen oder sie herausholen.

## 7.2.6 Die Fantasiereise

Sie benötigen: Einen ruhigen, gemütlichen Ort und die eigene Fantasie.
→ Diese Übung soll Ihr Kind entspannen und eine Auszeit von Reizüberflutung und innerer Unruhe ermöglichen.

- Finden Sie mit Ihrem Kind einen gemütlichen Ort, wo es gut sitzen oder liegen kann. Wenn es möchte, kann es die Augen schließen.
- Begeben Sie sich nun mit Ihrem Kind auf eine Reise in Ihrer Fantasie. Führen Sie es an einen Ort, den es sich schön vorstellt oder an dem es sich schon wohl gefühlt hat.

---

**Beispiel**

„Stell dir einmal vor, wir fahren wieder auf die Almhütte im Wald. Es ist Sommer und die Sonne kitzelt auf deiner Nase. Dir ist warm und du kannst barfuß laufen. Die Kühe auf der Weide grasen und du kannst sie streicheln. Du freust dich schon auf das Frühstück, weil du dann wieder frische Milch vom Bauernhof holen kannst."

---

## 7.2.7 Bauen Sie folgende Bausteine ein:

*Wo bin ich? Wie fühle ich mich? Was spüre, rieche, schmecke, höre ich?*
*Wohin gehe ich? Woran denke ich?*

- Wenn Sie Schwierigkeiten mit dem freien Erzählen haben, können Sie sich auch Stichwörter der Fantasiereise im Vorhinein zusammenschreiben.
- Wichtig ist, dass nur Sie sprechen und Ihr Kind sich auf das Gehörte konzentriert.
- Führen Sie Ihr Kind am Ende der Fantasiereise sanft wieder in die Realität zurück und lassen Sie es das Gehörte/Gefühlte malen und/oder besprechen sie es gemeinsam.

## 7.2.8   Das ABC des Positiven

Sie benötigen: Einen ruhigen Ort und eventuell buntes Papier und Stifte.

→ Diese Übung kann regelmäßig wiederholt werden und soll die Gedankenwelt Ihres Kindes in ein positives Licht rücken

→ Zur Durchführung dieser Übung sollte Ihr Kind bereits das Alphabet beherrschen

- Setzen Sie sich gemeinsam hin und finden Sie für jeden Buchstaben des Alphabets einen Menschen, Gegenstand, Situation oder Eigenschaft, die Ihnen und Ihrem Kind Freude bereitet

---

**Beispiel**

Am Abend bin ich schon viel ruhiger als früher.
Bei Oma fühle ich mich wohl.
Clara ist eine liebe Freundin von mir.
Die Katze zu streicheln, hilft mir, mich zu entspannen.
Einmal hatte ich eine 1 in der Mathearbeit.
Frösche sind meine Lieblingstiere.

---

Wenn Sie möchten, können Sie die Sätze (es sind auch nur Wörter oder Namen möglich) auf ein Blatt Papier schreiben und es von Ihrem Kind verzieren lassen. Eingerahmt ergibt es ein kreatives Kunstwerk, dass Ihrem Kind immer wieder die positiven Seiten des Lebens vor Augen hält.

# 7.2.9   Rituale gegen Angst

Sie benötigen: Je nach Ritual Duftspray, eine Kerze, Bücher, Kuscheltiere.
→ Wie auch uns Erwachsenen geben Kindern Rituale Halt und Sicherheit.
Es ist sehr gut möglich, in angsterfüllten Situationen (Einschlafsituation, vor
der Schule, vor einer Schularbeit) gemeinsame Rituale gegen die Angst und
zur Beruhigung zu etablieren.

- Überlegen Sie, worauf Ihr Kind gut anspricht und sprechen Sie darüber,
  was Ihrem Kind zur Beruhigung helfen würde.
- Je nach Präferenz etablieren Sie nun ein gemeinsames Mut-Ritual. Einige
  Beispiele von Ritualen:
  Gemeinsames Kuscheln, über den Rücken streicheln, Nähe spüren
  Gemeinsam etwas singen, Hörbuch hören, Musik hören
  Gemeinsam ein Mandala malen
  Einen Duftspray verwenden, eine Kerze entzünden
  Einander etwas vorlesen
  Zusammen singen, ein Gedicht aufsagen
  Einen speziellen „Handshake" lernen
  Einen Tanz einstudieren
- Probieren Sie gemeinsam aus, was Ihnen Freude bereitet, umsetzbar ist und
  Ihrem Kind aus der Angst helfen kann.

## 7.2.10   Progressive Muskelentspannung für Kinder

Sie benötigen: Eine Anleitung zur progressiven Muskelentspannung zum Vorlesen oder eine CD.

→ Edmund Jacobson ist der Erfinder der progressiven Muskelentspannung. Die Übung zur Entspannung wirkt sowohl bei Kindern und Erwachsenen nicht nur auf das Stressempfinden, sondern hat auch eine starke positive Auswirkung auf den menschlichen Körper.

- Richten Sie für Ihr Kind einen bequemen Platz zurecht, wo es bequem sitzen oder liegen kann. Wenn es möchte, kann es die Augen schließen.
- Lesen Sie nun die progressive Muskelentspannung vor oder legen Sie die entsprechende CD ein. Für Kinder empfiehlt sich insbesondere ein Hörspiel, da sie sich darauf gut einlassen können.
- Bücher mit Anleitungen und CDs finden Sie in jedem Buchhandel oder zum Bestellen auf Amazon.
- Als Entspannungsverfahren für Kinder sind zusätzlich autogenes Training, Imaginationsübungen und Fantasiegeschichten zu empfehlen.

---

**Empfehlung**

Audio-CD: Entspannung für Kinder: Autogenes Training – Muskelentspannung – Imaginationen. Für eine ausgeglichene Kindheit. Kindgerecht aufbereitet und wundervoll vorgetragen
*Von Sonja Polakov (Dipl. Rehabilitationspädagogin und Integr. Lerntherapeutin)*

---

## 7.2.11   1-2-3-4-5-Atmung

Sie benötigen: Einen ruhigen Ort.

➡ Erklären Sie Ihrem Kind, dass die Atmung eine wesentliche Rolle spielt, wenn es darum geht, sich zu beruhigen. Zeigen Sie vor, wie es wirkt, wenn man sehr schnell und hektisch atmet und fragen Sie dann Ihr Kind, wie es denn besser wäre.

- Weisen Sie Ihr Kind nun an, langsam einzuatmen und zählen Sie von 1–5. Bei 5 soll es kurz die Luft anhalten, um dann wieder langsam auszuatmen.
- Zählen Sie beim Ausatmen wieder bis 5. Auch danach soll Ihr Kind kurz die Luft anhalten.
- Die Atemübung kann beliebig oft wiederholt werden. Wichtig ist, dass Sie mit Ihrem Kind danach besprechen, wie es sich dabei gefühlt hat. Erklären Sie Ihrem Kind, dass sich die Atmung auf die Schnelligkeit des Herzschlages auswirken und dadurch ein Gefühl des Stresses und der Hektik erzeugt werden kann. Eine ruhige ausgeglichene Atmung hingegen entspannt den Körper und führt zu einem Gefühl der Gelassenheit.
- Ihr Kind kann auch lernen, diese Übung selbstständig durchzuführen, um sie in Situationen der Aufregung oder inneren Unruhe anzuwenden.

**Beispiel**

1 – 2 – 3 – 4 – 5 Einatmen
   Kurz Luft anhalten
1 – 2 – 3 – 4 – 5 Ausatmen
   Kurz Luft anhalten

## 7.2.12   Wellenatmung

Sie benötigen: 2 Stück Papier und 2 Stifte.

→ Besprechen Sie (siehe 1–2–3–4–5-Atmung) mit Ihrem Kind wieder die Auswirkungen der Atmung auf den menschlichen Körper.

- Geben Sie Ihrem Kind einen Stift und ein Stück Papier und nehmen Sie sich selbst ebenfalls Schreibutensilien.
- Malen Sie in langsamer Stiftführung eine Wellenlinie auf das Papier. Weisen Sie Ihr Kind darauf hin, beim Rauffahren des Stiftes ein- und beim Runterfahren des Stiftes auszuatmen.
- Die Wellen können zunächst flacher, dann immer höher werden, um die Dauer der Ein- bzw. Ausatmung etwas zu verlängern.
- Weisen Sie Ihr Kind nun an, selbst Wellen zu malen und die Atmung danach zu richten. Es kann die Höhe und Geschwindigkeit frei wählen und beliebig variieren.
- Besprechen Sie mit Ihrem Kind wiederum die Wichtigkeit einer ruhigen Atmung und die Möglichkeiten, diese in Stresssituationen gezielt einzusetzen.
- Die Wellenatmung kann auch eingesetzt werden, wenn Ihr Kind gerade keine Schreibutensilien zur Verfügung hat. Es besteht die Möglichkeit, die Augen zu schließen und sich die Wellen vorzustellen.
- Eine schöne Variation der Wellenatmung besteht auch daran, sich einen Strand mit Wellengang vorzustellen. Kommt die Welle in die Bucht, wird eingeatmet, zieht sie sich wieder zurück, wird ausgeatmet.

## 7.2.13   Ballonatmung

Sie benötigen: Einen Luftballon.

➔ Besprechen Sie (siehe 1–2–3–4–5-Atmung) mit Ihrem Kind wieder die Auswirkungen der Atmung auf den menschlichen Körper.

- Zeigen Sie Ihrem Kind den Luftballon und blasen Sie diesen langsam auf. Danach lassen Sie langsam die Luft aus dem Ballon ausfließen und wiederholen den Vorgang.
- Erklären Sie Ihrem Kind, dass es sich vorstellen kann, dass auch in seinem Körper ein Luftballon langsam aufgeblasen wird, wenn es atmet.
- Weisen Sie Ihr Kind an, die Hände auf den Bauch zu legen und langsam ein und auszuatmen.
- „Nun schließe die Augen und stelle dir vor, du würdest den Luftballon abwechselnd langsam aufblasen und dann die Luft wieder hinauslassen."
- Insbesondere in Stresssituationen und Momenten der negativen Aufregung kann Ihr Kind mit Ihrer Unterstützung die Atemtechnik anwenden.
- Ebenso besteht die Möglichkeit, die Ballonatmung selbstständig anzuwenden und diese mit dem Stichwort „Luftballon" zu verknüpfen.
- Erinnern Sie Ihr Kind in diesen Situationen an den Luftballon, der langsam aufgeblasen wird und fertigen Sie gegebenenfalls mit Ihrem Kind eine Zeichnung oder eine Bastelei an, damit es visuell daran erinnert wird.

## 7.2.14   Die 5-4-3-2-1-Übung

Sie benötigen: Nur sich und Ihr Kind.

→ Die 5-4-3-2-1-Übung ist darauf ausgelegt, den Fokus des Kindes auf das Hier und Jetzt zu richten. Das kann insbesondere dann wichtig sein, wenn sich das Kind in einer akuten Stresssituation oder sogar in einer Panikattacke befindet.

- Starten Sie so: „Sage mir 5 Dinge, die du siehst." Ihr Kind darf dann diese 5 Dinge aufzählen. Wenn es in dem Moment noch zu schwierig ist, dann helfen Sie nach. „Dort drüben sehe ich deinen Schreibtisch. Auf dem Schreibtisch sehe ich Bleistifte."
- Dann lassen Sie Ihr Kind 4 Dinge benennen, die es gerade hört.
- Danach sind 3 Dinge an der Reihe, die es gerade spürt. (Körperlich, wie zum Beispiel die Kleidung auf der Haut. Den Sessel unter dem Hintern, den Boden auf dem es steht.) Gefühle sind hier explizit nicht gemeint.
- Weiter geht es mit 2 Dingen, die Ihr Kind riecht.
- Zuletzt: Eine Sache, dir Ihr Kind gerade schmeckt.
- Wie bereits gesagt: Unterstützen Sie Ihr Kind, wenn es Schwierigkeiten dabeihat, etwas zu finden. Für viele Kinder, Jugendliche und auch Erwachsene ist die 5-4-3-2-1-Übung sehr hilfreich, um wieder zu sich zu finden und die Achtsamkeit zu fördern.

## 7.2.15  Die Schatzkiste

Sie benötigen: Einen Karton oder eine Kiste, die als Schatztruhe verwendet werden kann.

→ Gestalten Sie mit Ihrem Kind eine Truhe oder Kiste, die als Schatztruhe verwendet werden kann. Sie können beispielsweise einen Schuhkarton bemalen, eine Kiste aus Holz schnitzen oder eine fertige Holzkiste kaufen, die Sie dann gemeinsam bemalen.

- Besprechen Sie mit Ihrem Kind, dass in der Schatzkiste alles Platz finden soll, was Ihrem Kind Freude macht. Das können lustige Erinnerungen sein, die auf ein kleines Blatt Papier geschrieben werden, oder Fotos, die Sie ausdrucken. Ebenso möglich sind kleine Spielzeuge, Muscheln von einem Urlaub am Meer, Zeichnungen eines schönen Erlebnisses, besondere Steine, die es gefunden hat – Ihrer Fantasie sind keine Grenzen gesetzt.
- Sammeln Sie gemeinsam mit Ihrem Kind diese wertvollen Schätze und sprechen Sie über die positiven Gedanken, die dadurch ausgelöst werden.
- Wenn sich Ihr Kind nun abgelehnt oder schlecht fühlt, haben Sie jederzeit die Möglichkeit, gemeinsam die Schatzkiste durchzusehen. Vielleicht ist etwas dabei, was Ihr Kind wieder zum Lachen bringt. Jedenfalls wird es hilfreich sein, den Fokus auf das Positive zu legen.
- Sollte Ihrem Kind nichts Wertvolles einfallen, kann es hilfreich sein, selbst eine schöne Erinnerung mit Ihrem Kind hineinzulegen.
- Die Schatzkiste kann natürlich laufend um gute Erfahrungen, wertvolle Kleinigkeiten und geliebte Gegenstände ergänzt werden. Auch andere Familienmitglieder können einen Beitrag leisten.

## 7.2.16   Die Sonnenstrahlen

Sie benötigen: Gelbes Kartonpapier, Klebstoff, Plakatstifte, Zeit mit der Familie.

→ Versuchen Sie, in diese Übung alle Familienmitglieder zu involvieren.

- Schneiden Sie einen gelben Kreis (ca. 30 cm Durchmesser) aus und lassen Sie jedes Familienmitglied (wenn möglich) den Namen darauf schreiben. Diese können bunt und verziert geschrieben werden. Sollte Ihr Kind noch nicht schreiben können, sollte es zumindest eine kleine Zeichnung zum Namen malen dürfen.
- Schneiden Sie eine beliebige Anzahl an Sonnenstrahlen aus, die groß genug sind, um einen Satz leserlich darauf zuschreiben.
- Lassen Sie nun reihum jedes Familienmitglied Dinge sagen, die ihm oder ihr im Zusammenleben wichtig sind.
- Starten Sie selbst mit der Formulierung „Mir ist wichtig, dass…" und besprechen Sie in der Familie, ob dieser Satz auch anderen Familienmitgliedern wichtig ist.
- Sammeln Sie alle besprochenen Sätze und wählen Sie die wichtigsten davon aus. Schreiben Sie diese nun auf die Sonnenstrahlen und kleben Sie diese um den gelben Kreis auf eine Tür oder Wand.
- Die Sonne kann immer wieder neugestaltet oder ergänzt werden. Beispielsweise könnten Sie sich regelmäßig im Familienrat zusammensetzen und besprechen, wie die Sonnenstrahlsätze im Zusammenleben umgesetzt werden, was schon gut läuft und wo noch etwas daran gearbeitet werden muss.
- Eine schöne Variation der Sonne ist es, eine Blume mit Blüten zu gestalten. Diese könnte zum Beispiel Wünsche beinhalten oder aber auch positive Dinge, die im Zusammenleben in der Familie guttun und Freude bereiten (z. B. gemeinsam lachen können, spannende Ausflüge, lustige Filmabende).

### 7.2.17   Die Sprache der Selbstliebe

Sie benötigen: Geduld und Zeit, Papier, Stifte, roter Filzstift.

* Wie bereits thematisiert, ist ein negatives Selbstbild oft ein wesentlicher Teil einer Angststörung. Ein niedriger Selbstwert wird nicht zuletzt häufig in der Sprache ausgedrückt. Diese Übung soll Ihr Kind dabei unterstützen, sich selbst nicht verbal herunterzusetzen.
* Sprechen Sie mit Ihrem Kind über negative Glaubenssätze, die es von sich selbst hat. Ein Beispiel hierfür könnte sein:

„Ich bin in allem schlechter als meine Schwester."

* Lassen Sie Ihr Kind (falls möglich) diese Glaubenssätze aufschreiben. Besprechen Sie dann gemeinsam, warum Ihr Kind das glaubt und helfen Sie ihm, diese Glaubenssätze zu entkräften.

„Deine Schwester kann manches besser und manches schlechter als du."

* Weisen Sie Ihr Kind nun an, den negativen Glaubenssatz mit einem dicken roten Filzstift durchzustreichen und diesen durch einen neuen zu ersetzen.

„Meine Schwester kann gut lesen und ich kann wunderschön singen."
„Ich kann schnell laufen und meine Schwester kann schon rechnen."

* Durch die neuen Glaubenssätze setzen Sie Annahmen, die zumeist schädlich und obendrauf unwahr sind, in Relation und zeigen Ihrem Kind, wie es umdenken kann.
* Achten Sie im Alltag auf negative Äußerungen Ihres Kindes und wandeln Sie diese Sätze gemeinsam um.

„Ich kann das nicht" ➜ „Ich werde das noch lernen"
„Ich bin so dumm" ➜ „Beim nächsten Mal mache ich es anders"

## 7.2.18 Der Mut-Topf

Sie benötigen: Einen Karton, eine Kiste, einen Topf, Papier, Stifte.
→ Gestalten Sie mit Ihrem Kind gemeinsam ein Behältnis. Sie können einen Karton bunt bemalen oder bekleben, eine Kiste gestalten, aber auch einen alten Kochtopf „umstylen" →

- Erzählen Sie Ihrem Kind von Ängsten, die Sie selbst einmal hatten, bewältigen konnten und was Ihnen dabei geholfen hat.
- Besprechen Sie dann mit Ihrem Kind, was ihm/ihr schon geholfen hat, gegen Ängste anzukämpfen.
- Alles, was Sie selbst und Ihr Kind als Ressourcen benennt, wird auf ein Kärtchen geschrieben und in den Mut-Topf geworfen.
- Dieser Mut-Topf kann stetig von Ihnen gemeinsam wieder durchgesehen und auch um neue Angstbewältigungsstrategien erweitert werden.
- Ziel ist, dem Kind aufzuzeigen, wie viele Ressourcen gegen Angst es schon hat. Es darf plakativ gemacht werden, dass es selbst die Kontrolle erlangen kann und schon einige Strategien gelernt hat, mit der Angst besser umzugehen.

*Beispielstrategien im Mut-Topf:*

- Laut singen
- Mama und Papa holen
- Den Hund/Kater/Hasen streicheln
- Licht anschalten
- Tief durchatmen
- Mein Kuscheltier umarmen

## 7.2.19 Die Baumübung

Sie benötigen: Ein weißes Plakat, grünes Kartonpapier, bunte Stifte, Schere und Klebstoff.

→ Die Baumübung ist eine weitere Ressourcenübung, die innere und äußere Stärken Ihres Kindes hervorheben soll.

- Gestalten Sie mit Ihrem Kind einen Baum auf einem weißen Plakat. Der Baum soll einen dicken, braunen Stamm (hellbraun) und Wurzeln haben sowie viele Äste, die in die Höhe reichen.
- Fragen Sie nun Ihr Kind, was es an sich selbst mag. Sammeln Sie gemeinsam positive Eigenschaften, Stärken und Talente Ihres Kindes und schreiben Sie diese in den Stamm. Sollte Ihr Kind Schwierigkeiten damit haben, sich selbst positiv zu beschreiben, kann es hilfreich sein, ihm/ihr Gedankenanstöße zu geben. Auch die Unterstützung von Freunden oder anderen Familienmitgliedern ist erwünscht.
- Schneiden Sie gemeinsam Blätter in unterschiedlichen Formen und Größen aus dem grünen Plakatpapier aus.
- Nun fragen Sie Ihr Kind, wen oder was es besonders mag und schreiben diese Ressourcen jeweils auf ein Blatt, dass dann auf die Äste des Baumes geklebt wird.
- Es werden somit nicht nur innere Ressourcen Ihres Kindes, sondern auch das externe Unterstützungssystem visualisiert.
- Das Plakat kann im Zimmer Ihres Kindes angebracht werden, um die positiven Seiten stets hervorzuheben.

# Literatur

ASP (2017). Charta-Text. https://psychotherapie.ch/wsp/site/assets/files/1074/charta_text_d.pdf. Zugegriffen am 02.03.2020.

Benecke, C. (2014). Klinische Psychologie und Psychotherapie. In *Ein integratives Lehrbuch*. W. Kohlhammer GmbH.

DGPPN. (2018). Psychische Erkrankungen in Deutschland: Schwerpunkt Versorgung, https://www.dgppn.de/_Resources/Persistent/f80fb3f112b4e-da48f6c5f3c68d23632a03ba599/DGPPN_Dossier%20web.pdf. Zugegriffen am 02.03.2020.

Dilling, H., & Freyberger, H. J. (2016). *ICD-10. Taschenführer zur ICD-10-Klassifikation psychischer Störungen*. Hogrefe Verlag.

Friedman, R. J., & Katz, M. M. (1974). The psychology of depression: Contemporary theory and research (S. 157–185). Wiley.

Kessler, R. C., Berglund, P., Demler, O., Jin, R., Merikangas, K. R., & Walters, E. E. (2005). Lifetime prevalence and age-onset distributions of DSM-IV disorders in the National Comorbidity Survey Replication. *Archives of General Psychiatry, 62*(6), 593–602.

Klicpera, C., Gasteiger-Klicpera, B., & Besic, E. (2019). *Psychische Störungen im Kindes- und Jugendalter*. Facultas Verlags- und Buchhandels AG.

Raskob, H. (2005). *Die Logotherapie und Existenzanalyse Viktor Frankls. Systematisch und kritisch*. Springer.

Schneider, S. (2012). *Angststörungen bei Kindern und Jugendlichen: Grundlagen und Behandlung*. Springer.

© Der/die Herausgeber bzw. der/die Autor(en), exklusiv lizenziert an Springer-Verlag GmbH, DE, ein Teil von Springer Nature 2023
L. Pongratz, *Igelino und der Angsthase*, https://doi.org/10.1007/978-3-662-65988-5

Statistik Austria. (2018). Stationäre Aufenthalte, https://www.statistik.at/web_de/statistiken/menschen_und_gesellschaft/gesundheit/stationaere_aufenthalte/index.html. Zugegriffen am 27.10.2022.

Stiftung Gesundheitswissen. Was ist eine Angststörung? (2022). Abgerufen von https://stiftung-gesundheitswissen.de/wissen/angststoerung/hintergrund.

Thun-Hohenstein, L. (2008). Die Versorgungssituation psychisch auffälliger und kranker Kinder und Jugendlicher in Österreich. In R. Kerbl, L. Thun-Hohenstein, K. Vavrik, & F. Waldhauser (Hrsg.), *Kindermedizin – Werte versus Ökonomie*. Springer.

Weltgesundheitsorganisation. Health Topics Depression (2020). Abgerufen von https://www.who.int/health-topics/depression.

Printed in the United States
by Baker & Taylor Publisher Services